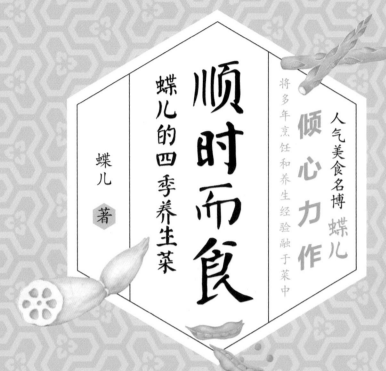

人气美食名博 蝶儿

倾心力作

将多年烹饪和养生经验融于菜中

顺时而食

蝶儿的四季养生菜

蝶儿 著

浙江出版联合集团

浙江科学技术出版社

图书在版编目（CIP）数据

顺时而食：蝶儿的四季养生菜 / 蝶儿著. — 杭州：
浙江科学技术出版社，2016.3
ISBN 978-7-5341-7070-6

Ⅰ. ①顺… Ⅱ. ①蝶… Ⅲ. ①食物养生-菜谱
Ⅳ. ①R247.1 ②TS972.161

中国版本图书馆CIP数据核字（2016）第039954号

书　　名	顺时而食：蝶儿的四季养生菜
著　　者	蝶儿

出版发行　浙江科学技术出版社
　　　　　地址：杭州市体育场路347号　　邮政编码：310006
　　　　　办公室电话：0571-85176593
　　　　　销售部电话：0571-85176040
　　　　　网　　址：www.zkpress.com
　　　　　E-mail：zkpress@zkpress.com

排　　版	杭州兴邦电子印务有限公司
印　　刷	浙江海虹彩色印务有限公司
经　　销	全国各地新华书店

开　　本	710×1000　1/16	印　张	13
字　　数	200 000		
版　　次	2016年3月第1版	印　次	2016年3月第1次印刷
书　　号	ISBN 978-7-5341-7070-6	定　价	38.00元

责任编辑	张　特	**责任印务**	徐忠雷
责任校对	安　婉	**特约编辑**	胡燕飞
插　　画	张诗澜		

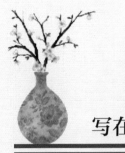

写在前面的话

　　虽然已经出版了多本美食书籍，但写一本按四季节气制作美食佳肴的书一直是我的心愿。因为随着年龄的增长，我发现自己对饮食的要求越来越高。这种高要求并非体现在食材有多贵，而是对于饮食既讲求味道、口感，也要兼顾养生营养；尽量做到荤素搭配、主副搭配、粗细搭配；在食材的选择上顺应时节，什么季节吃什么菜。最后将这些悉数记录下来，就有了这本我心心念念很久的《顺时而食：蝶儿的四季养生菜》。

　　这本书中的菜谱按照季节的不同、食材的不同、养生需要的不同来编写，在饮食上顺应四季而选用不同的滋补饮食方式能更有利于自己和家人的身体健康，从而达到健康生活。蝶儿的四季美食包括凉菜类、热菜类、汤羹类、饮品类、面点类、传统食品类等家常菜的常见类别。大家可以根据这本书轻松地安排家庭四季饮食，不必为每日的饮食选择烦恼。

　　很多人因为各种各样的原因不下厨，这也是 80 后与 90 后普遍遇到的问题。成家后如果没有孩子两夫妻还可以在外凑合着吃，但是有了孩子就不能东一顿西一顿在外面吃了。

　　正是心中对家人的那份关爱促使我们主动下厨。现在外面的食物安全问题令人担忧，比如地沟油、假羊肉、红心鸡蛋、毒大米、吊白块、三聚氰胺等。最安心的办法就是回归家庭，亲手为所爱的家人烹制健康的一日三餐。

　　这本书最大的特点是详细的文字描述、清晰明确的步骤图，一学就会，特别容易上手。每道菜都经过我精心设计和反复试制，力求营养和味道达到最佳。所用食材不是昂贵的燕翅鲍参，都是应季且很容易买到的家常食材。选料易、制作简单、营养美味是制作这本书的宗旨。我会把每道菜肴制作的窍门与关键点一一列出，让大家少走弯路、少浪费食材，做出可口的美食。

　　最后祝各位读者家庭幸福！身体健康！永远快乐！

目 录 Part1 春之鲜……9

Part 4 冬之肴 ⋯⋯ 153

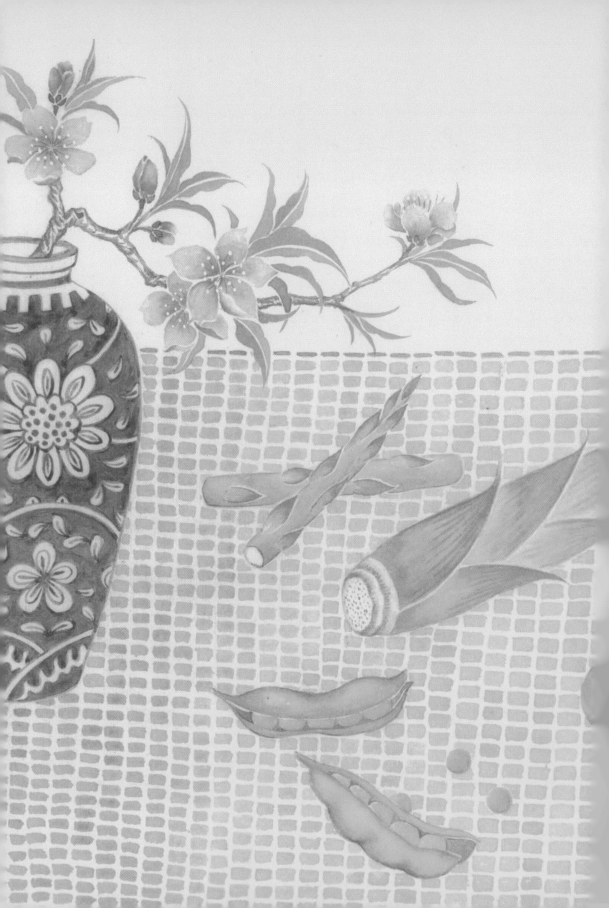

1 春之鲜

在万物复苏的春季，气温逐渐上升，阳气生发，人的肝气比较旺盛，如果肝气升发太过或是肝气郁结，就易损伤肝脏，影响身体健康。所以我们应该顺应春天的气候变化，对自己的日常饮食进行相应调整。

蝶儿认为，在初春时节应该多吃一些春笋、香椿、菠菜、柳芽、荠菜、葱、姜、蒜、韭菜、芥菜等偏于温补的食物，少吃黄瓜、冬瓜、茄子、绿豆等性凉食物；仲春要适当多吃点山药、红枣、蜂蜜、芹菜等平补脾胃的食物，少吃酸性食物；春末则可适当选择荠菜、百合、鸭肉、苦瓜、紫菜、海带、海蜇、绿豆等平补食物，少吃辛辣、肥腻的食物。

吃不胖的美味快手菜

瘦身减肥
强身健体

蘑菇除了提高免疫力之外，还具备减肥瘦身的功效，再搭配甘甜可口的胡萝卜和有嚼劲的黑木耳，色味俱佳。

【黑木耳胡萝卜炒口蘑】

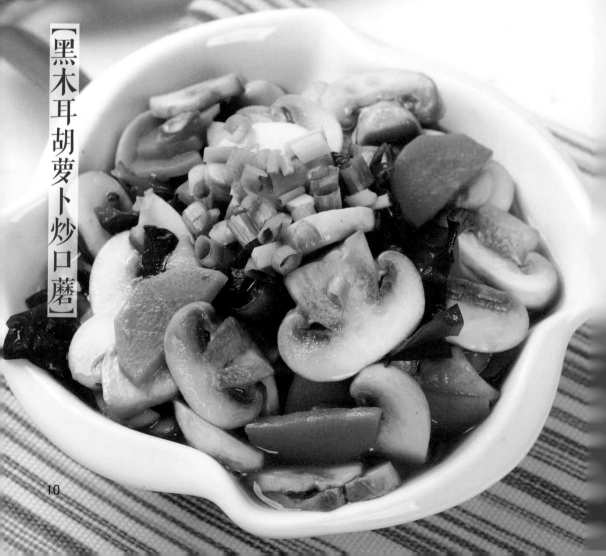

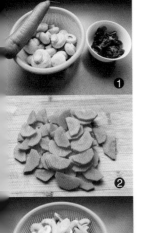

⊙主料

口蘑 300 克，胡萝卜 50 克，水发黑木耳 40 克

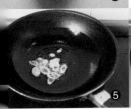

⊙配料

盐 1/2 茶匙，白糖 1/2 茶匙，生抽 1 茶匙，味精 1/4 茶匙，干淀粉 1 茶匙，大葱 5 克

⊙制作

1. 所有主料清洗干净。
2. 胡萝卜去皮切成半圆片。
3. 口蘑切片。
4. 水发黑木耳去根后切成粗丝。
5. 起油锅，油温升至五成热，放入切好的葱片爆香。
6. 放入胡萝卜略炒。
7. 放入口蘑和黑木耳，加盐、白糖、生抽，翻炒 2 分钟。
8. 用水把干淀粉和味精稀释，淋入锅内快速炒匀，出锅即可。

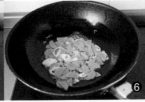

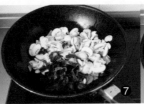

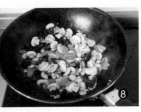

—— 蝶·儿·叮·嘱 ——

1. 炒制时，先炒不容易熟的胡萝卜。
2. 口蘑清洗时易吸水，用淀粉勾芡可以使炒制时析出的汤汁均匀地包裹在食材上。
3. 本书菜谱中的味精可视个人喜好酌情添加或者不加。不喜欢味精的读者，也可把海米或者干贝打成粉替代味精使用。

营养丰富的芽苗菜

驻颜乌发
软化血管

两者皆是易入味的食材，香糯的豆腐结吸收了豆芽清爽的口感，令人回味无穷，加之营养丰富，很受家人喜爱。

【豆腐结炒有机黑豆芽】

▌食材解读

春季是万物复苏的季节，蔬菜的种类也明显增多。蔬菜的营养价值高低遵循颜色由深到浅的规律，颜色愈深的价值愈高，即黑色、紫色、绿色、红色、黄色、白色。因此，蝶儿在这道菜上选用了黑豆芽。同时，黑豆含有花青素，有较好的抗氧化、防衰老的作用。大家不妨试试这道好做又好吃、营养丰富的下饭菜吧。

▌制作过程

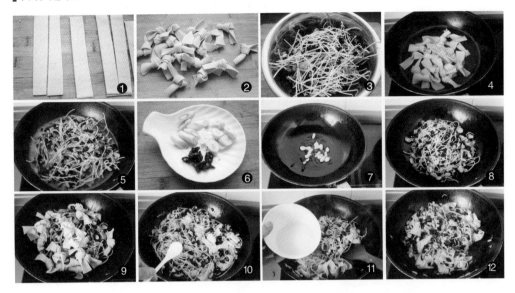

⊙主料

豆腐皮	150 克
黑豆芽	500 克

⊙配料

大蒜	5 克
大葱	5 克
干红辣椒	1 个
盐	1 茶匙
生抽	2 茶匙
味精	1/4 茶匙
干淀粉	2 茶匙

⊙制作

1. 豆腐皮切成 2 厘米宽、15 厘米长的条。
2. 豆腐皮纵向对折后打结。
3. 黑豆芽掐去底部的毛细根。
4. 锅内放入水烧开，放入豆腐结焯烫 2 分钟捞出。
5. 黑豆芽也放入开水锅内焯烫 3 分钟捞出。
6. 大葱、大蒜切片，干辣椒切段。
7. 起油锅，放入葱蒜片和干辣椒爆香。
8. 放入黑豆芽。
9. 放入豆腐结。
10. 加入盐和生抽翻炒均匀。
11. 干淀粉中放入味精，加适量水调匀再均匀淋入锅内。
12. 大火快速翻炒均匀即可出锅。

—— 蝶·儿·叮·嘱 ——

1. 豆腐结和黑豆芽先焯水再炒，豆腥味会减少很多。
2. 这道菜要大火快炒，处理过的食材基本都已成熟，无需担心快炒导致菜不够熟。
3. 这道菜所用的黑豆芽是用妈妈自己种的有机黑豆发的，"妈妈"牌有机黑豆在种植过程中不施加任何化肥和农药，出芽率很高，吃起来味道也更香嫩。
4. 在选购黑豆芽的时候一定要小心。外表看上去又粗又壮的黑豆芽很有可能是用化肥催生的，对身体有害。最好还是自己发豆芽，一年四季除了气温超过 28℃的时候，都可以发豆芽。室温若超过 28℃，可以放到冰箱里发。

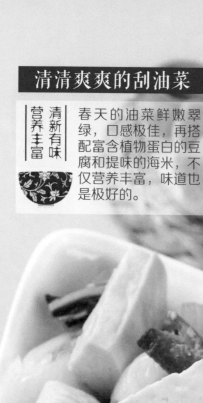

清清爽爽的刮油菜

清新有味
营养丰富

春天的油菜鲜嫩翠绿，口感极佳，再搭配富含植物蛋白的豆腐和提味的海米，不仅营养丰富，味道也是极好的。

【海米油菜炒豆腐】

▌食材解读

经常听朋友说过了春节又胖了一圈。春节期间，大家都免不了大吃大喝。所以节后的早春，大家都想吃点清淡的菜肴，这道海米油菜炒豆腐很适合在早春时节食用。海米除了可以和油菜搭配，还可以和豆腐、冬瓜、萝卜等搭配，味道都不错。

⊙主料

　　海米 20 克，油菜 250 克，豆腐 250 克

⊙配料

　　生姜 6 克，大葱 3 克，大蒜 5 克，盐 3/4 茶匙，白糖 1/2 茶匙，味精 1/4 茶匙，料酒 1 茶匙，干淀粉 1 茶匙，香油 1 茶匙

⊙制作

1. 海米洗净，用清水浸泡 20 分钟。
2. 海米中放入料酒和 3 克切成片的生姜。
3. 放入蒸锅内大火蒸 20 分钟，拣出姜片。
4. 油菜洗净切段。
5. 豆腐切块。
6. 大蒜、大葱和剩余的生姜切片。
7. 起油锅，油温五成热时放入葱姜蒜片爆香。
8. 放入油菜。
9. 放入豆腐和海米，然后放入适量蒸过海米的水。
10. 加盐和糖翻炒 2 分钟，放入用水调匀的淀粉、味精，炒匀，淋入香油，翻炒均匀即可。

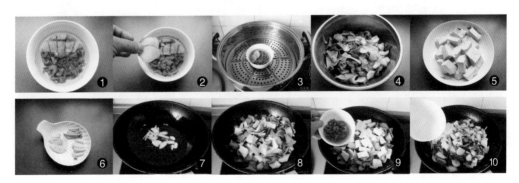

———— 蝶·儿·叮·嘱 ————

1. 海米先浸泡再蒸，可减少腥味，增加鲜味。
2. 油菜入锅后不要炒太久，这样颜色才能保持翠绿。

健胃消食、润燥生津的春季小菜

健胃消食 止咳化痰

清脆的萝卜苗带着一抹新绿，很是养眼。吃一口清爽开胃，立马消除春困，还有助于消化。

■食材解读

这是一道节后刮油菜。萝卜苗又被称为"春季儿"菜，过去没有大棚种植，只有在春天才吃得到。萝卜苗含有丰富的碳水化合物和多种维生素，有健胃消食、止咳化痰、除燥生津等功效。萝卜苗所含热量较少，纤维素较多，吃后易产生饱腹感，有助于减肥。常吃萝卜苗可降低血脂、软化血管、稳定血压，预防冠心病、动脉硬化、胆石症等疾病。

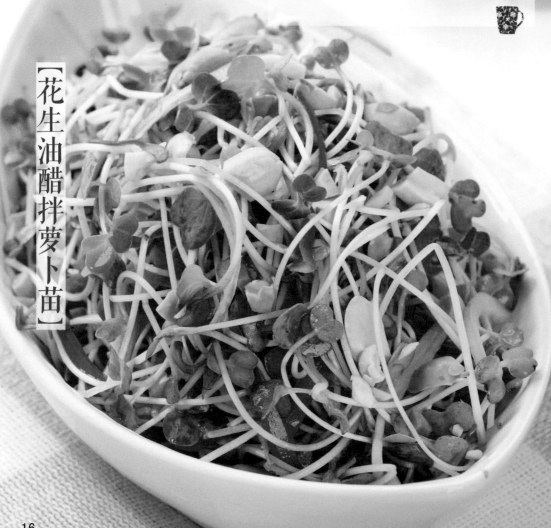

【花生油醋拌萝卜苗】

▌制作过程

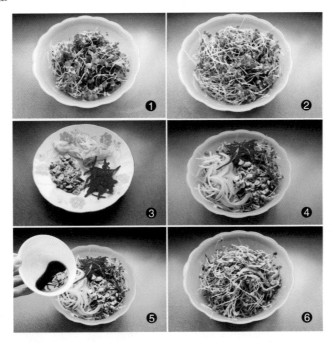

⊙主料

萝卜苗	200 克
红椒	15 克
洋葱	25 克
熟花生米	25 克

⊙配料

盐	1/2 茶匙
白糖	1 茶匙
味精	1/4 茶匙
米醋	1 汤匙
生抽	1 茶匙
香油	1 茶匙

⊙制作

1. 萝卜苗择洗干净。
2. 把萝卜苗浸泡在冷水中 10 分钟，捞出沥干水分。
3. 洋葱、红椒分别切丝，熟花生米去皮切碎。
4. 把所有主料放入盆中。
5. 所有的配料放入小碗中调匀，倒入盆内主料中。
6. 搅拌均匀即可装盘。

—— 蝶·儿·叮·嘱 ——

1. 洗好的萝卜苗先在冷水中泡一段时间，吃起来会更爽口。
2. 喜欢吃辣的可以加点辣椒油来提味。
3. 这道菜一定要现拌现吃。
4. 萝卜苗凉拌吃起来最爽口，也可以用来涮火锅或者做汤、炒制。
5. 萝卜苗也可以用香椿苗、生菜代替。

回味悠长的快手素菜

散寒止痛
保肝暖胃

这款具有山东特色的小菜非常适合老年人和孩子，色泽清爽，口感软糯而香味浓郁，富含植物蛋白，极易消化。

▌食材解读

　　小茴香也称茴香苗，又名香丝菜、莳萝。小茴香在北方很常见，通常就称茴香，常用于做包子、饺子馅料，也可以炒着吃或者做汤，有着很奇特的香味。小茴香属于多年生的草本植物，头年种了，经过一冬天的孕育，来年春天便会长出碧绿鲜嫩的幼苗，掐一下似乎能掐出水来，香味浓郁，是北方春天的当季菜。虽说一年中三季都有茴香，但是春天茴香的香味和口感都最好。

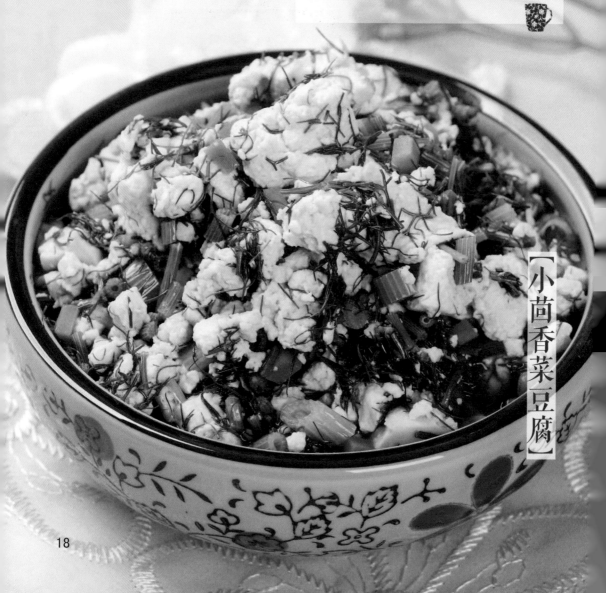

【小茴香菜豆腐】

⊙主料

茴香 200 克，豆腐 600 克，胡萝卜 50 克

⊙配料

大葱 5 克，盐 3/4 茶匙，白糖 1/2 茶匙，味精 1/4 茶匙

⊙制作

1. 茴香择洗干净，胡萝卜洗净去皮。
2. 豆腐用手抓碎。
3. 胡萝卜切小粒。
4. 大葱切碎。
5. 茴香切碎。
6. 起油锅，油温升至五成热时，放入大葱和胡萝卜略炒。
7. 放入茴香，略炒。
8. 放入抓碎的豆腐。
9. 加入适量的水、盐、白糖。
10. 小火煮 3 ～ 5 分钟，加味精调匀即可出锅。

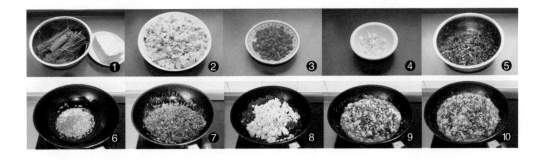

—— 蝶·儿·叮·嘱 ——

1. 豆腐要用手抓碎，这样更容易入味。
2. 如果加些鸡汤一起煮，味道会更好。
3. 茴香也可以用茼蒿、小白菜、油菜等绿叶菜代替。

原汁原味的海边鲜味儿

清热利湿
化痰散结

这道菜能让你充分感受小海鲜的原汁原味，没有过多调味料的遮盖，你可以细细品味大海的鲜活。

【原汁文蛤】

食材解读

　　文蛤虽然一年四季都能吃到，但是最肥美的时节当属春天，这时的文蛤汁满肉肥，格外鲜嫩，煮出的汤都是奶白色的。文蛤因贝壳表面光滑并布有红、褐、黑色等花纹而得名，主要产于沿海一带。文蛤不仅肉质鲜美、营养丰富，而且具有清热利湿、化痰散结的功效。食用文蛤，能润五脏、止消渴、健脾胃、治赤目、增乳液。

制作过程

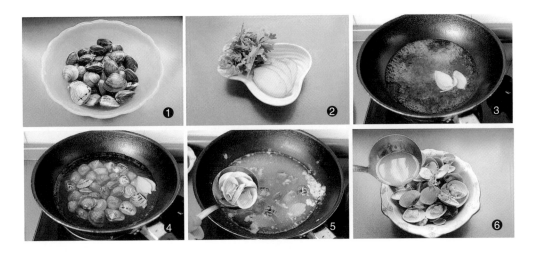

⊙主料

文蛤 600 克

⊙配料

生姜 10 克，料酒 1 茶匙，香菜 5 克，胡椒粉 1/4 茶匙，香油 1/2 茶匙

⊙制作

1. 文蛤洗净。
2. 生姜切片，香菜切段。
3. 生姜和料酒放入锅内，加水烧开。
4. 烧开后放入文蛤。
5. 把煮开口的文蛤逐个捞出，直到所有的文蛤都开口。
6. 剩余的汤汁撇去浮沫，加胡椒粉和香油调匀后浇在文蛤上，洒上香菜即可。

—— 蝶·儿·叮·嘱 ——

1. 文蛤切不可久煮，一开口便立即捞出，才能保持蛤肉鲜嫩。
2. 文蛤自身带有一定的咸味，这道汤菜不用放盐。
3. 文蛤美味，但是选购的时候一定要选鲜活的，不新鲜的文蛤吃了容易中毒。判断文蛤是否鲜活的小窍门：在水中吐出"小舌头"，一拍会自动缩回的便是活的。

春天里的时鲜名产

养肝明目
延缓衰老

春天的红菜薹吃起来脆脆嫩嫩，再搭配口感醇厚的腊肉，回味无穷。

▌食材解读

　　红菜薹是武汉的名产，一千多年前就已驰名，历来是湖北地方向皇帝进贡的土特产，曾被封为"金殿玉菜"，与武昌鱼齐名。每年早春是红菜薹盛产的时期，二月份是品尝这一时令蔬菜最好的时节。这时的红菜薹鲜嫩水灵，是应季的好食材。红菜薹富含花青素，具有抗氧化、防衰老的作用；红菜薹富含大量胡萝卜素，有补肝明目的作用。

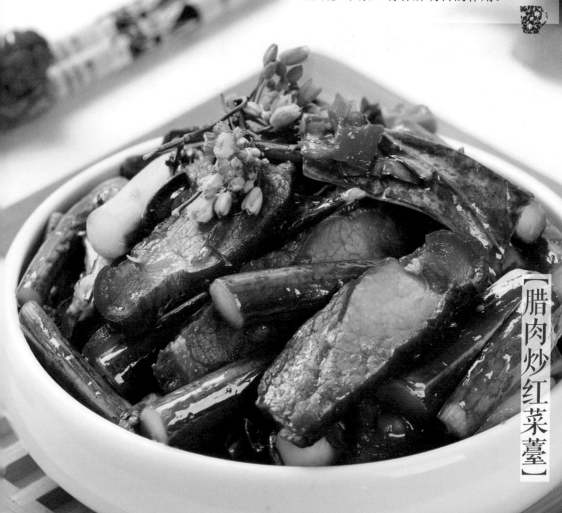

【腊肉炒红菜薹】

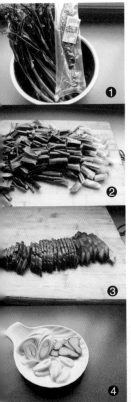

⊙主料

　　红菜薹 700 克，腊肉 150 克

⊙配料

　　大葱 10 克，生姜 5 克，大蒜 5 克，剁椒酱 1 汤匙，黄酒 2 汤匙，
白糖 1/2 茶匙，盐 3/4 茶匙，味精 1/4 茶匙

⊙制作

1. 红菜薹和腊肉准备好。
2. 红菜薹撕去根部老皮，洗净后切段。
3. 腊肉切片。
4. 葱姜蒜切片。
5. 锅内放油烧至四成热，放入腊肉翻炒至肥肉呈现透明状态。
6. 放入葱姜蒜和剁椒酱炒出香味。
7. 烹入黄酒，加白糖略炒。
8. 放入红菜薹，加盐翻炒 2 分钟，再放入味精调匀即可。

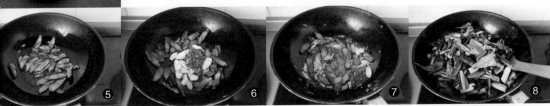

—— 蝶·儿·叮·嘱 ——

1. 红菜薹撕去根部老皮吃起来更细嫩。
2. 腊肉不要切得太薄，否则炒的时候太干，口感变差。

春天里清新的野菜

养阴清热　营养丰富

物资匮乏时期的救命菜如今竟成了解馋菜。有机会亲手去郊外采摘，回家快乐地烹饪，也是一种品味春天的方式。

▌蝶儿心路

面条菜是麦瓶草幼苗的俗称，是生活在黄河中下游地区的人比较爱吃的一种野菜，一般春季采食。小时候，每年春天我们都会到野外采集野菜，面条菜、扫帚苗、蒲公英、野苏子、苜蓿等。春天万物复苏，野外的荒地上也充满生机，孩子们更是追逐欢笑，大家都很开心。现在虽然每年也去春游拔野菜，但是完全没有了儿时无忧无虑的心境。

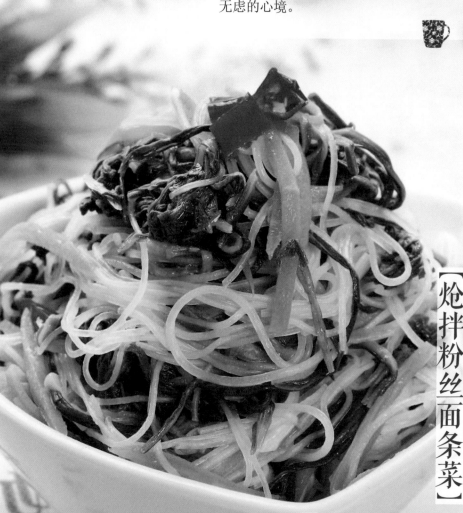

【炝拌粉丝面条菜】

▌制作过程

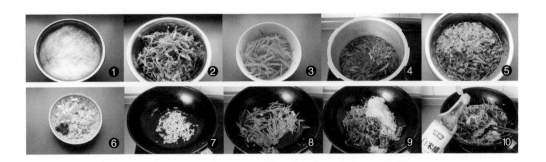

⊙主料

面条菜 300 克，粉丝 30 克，胡萝卜 50 克

⊙配料

大葱 10 克，大蒜 10 克，干辣椒 1 个，盐 3/4 茶匙，白糖 1/2 茶匙，味精 1/4 茶匙，
白醋 2 茶匙

⊙制作

1. 粉丝用开水泡软。
2. 面条菜择洗干净。
3. 胡萝卜刨成丝。
4. 锅内烧开水，放入面条菜焯烫至变色。
5. 捞出面条菜，立刻放入冷水中降温。
6. 大葱和大蒜切末，干辣椒切段。
7. 起油锅，爆香葱蒜末和干辣椒段。
8. 放入胡萝卜炒软后关火。
9. 加入挤干水分的面条菜和沥干水分的粉丝。
10. 再放入白醋、盐、白糖、味精，拌匀即可。

——— 蝶·儿·叮·嘱 ———

1. 面条菜焯烫后要立刻放入冷水中降温，这样才能保持颜色翠绿。
2. 胡萝卜含有脂溶性维生素，用油炒过后再食用更易于人体吸收。

味美价廉的快手开胃小菜

下饭最爱 酸酸辣辣

饭店必点热门小菜自有它独有的魅力。这道菜性价比很高，口感爽脆又开胃下饭，是家庭必需的保留菜品之一。

▌食材解读

早春天气寒冷，应季的蔬菜不是太多。土豆价格便宜，做法多样，是家庭春季餐桌的常客。酸辣土豆丝虽然是一道普通的菜肴，但想要做得好吃也没这么简单。

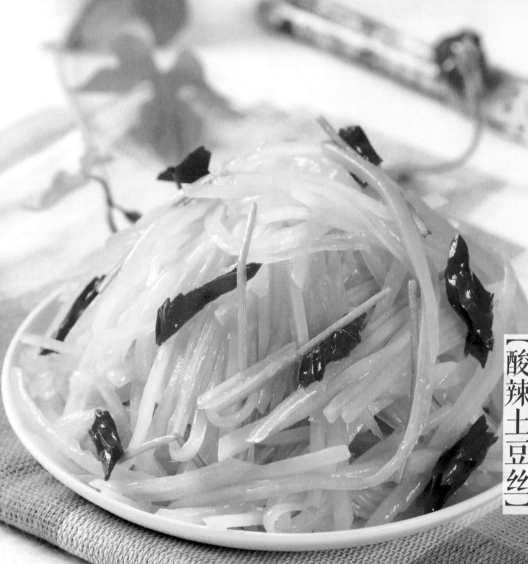

【酸辣土豆丝】

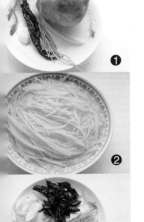

❶

❷

❸

4

⊙主料

　土豆1个（约500克）

⊙配料

　干辣椒2个，香菜梗3克，大蒜5克，大葱5克，盐3/4茶匙，味精1/4茶匙，陈醋1汤匙

⊙制作

1. 所有原料准备好，清洗干净。
2. 土豆去皮切丝，用清水洗净表面的淀粉，浸泡5分钟。
3. 葱蒜切片，干辣椒斜切成段，香菜梗切段。
4. 起油锅，油温升至四成热时放入干辣椒、葱蒜片爆香。
5. 放入土豆丝。
6. 加入盐。
7. 加入陈醋。
8. 开大火快速翻炒，直至土豆丝八成熟时关火，放入香菜段和味精快速炒匀出锅。

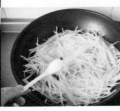

5

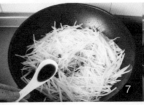

6

7

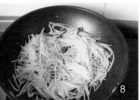

8

—— 蝶 · 儿 · 叮 · 嘱 ——

1. 土豆丝洗净后再浸泡一段时间，炒制后会更脆爽。
2. 炒干辣椒时，火力不能太大，以免炒煳。
3. 锅内放入土豆丝后要开大火快速翻炒，急火快炒才能出美味。
4. 土豆丝炒到八成熟时即可出锅，装盘后的余温会使土豆丝继续变熟。如果炒到全熟才出锅，吃的时候口感会发面、不脆。

多种蔬菜碰撞出的清新美味

益脾和胃 生津止渴

五彩斑斓的色彩定会在第一时间抓住你的眼球，尝一口幽香清脆，令人念念不忘。

【蒜香黑木耳炒荷兰豆】

▍蝶儿心路

荷兰豆在春天上市。这道菜是儿子放假回来必点的蔬菜，估计在学校吃不到，心里惦记着。看着瘦削的儿子，我很是心疼，只想假期里尽量多做点好吃的，希望他能长点肉，变得更加强壮。

28

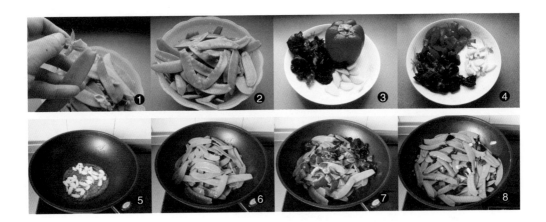

⊙主料

　　荷兰豆 500 克，红甜椒 50 克，水发黑木耳 50 克

⊙配料

　　大蒜 20 克，盐 1 茶匙，白糖 1/2 茶匙，味精 1/4 茶匙

⊙制作

1. 荷兰豆瓣去两头，撕去老筋。
2. 清洗干净。
3. 红甜椒、黑木耳洗净。
4. 红甜椒切片，黑木耳去根切粗丝，大蒜切片。
5. 起油锅，油温五成热时放入蒜片爆香。
6. 放入荷兰豆略炒。
7. 放入红甜椒、黑木耳、盐、白糖。
8. 大火翻炒 1 分钟，加味精调匀即可。

—— 蝶·儿·叮·嘱 ——

1. 大蒜的量要多一些，蒜香浓郁味道才好。
2. 这道菜要大火快炒，以免荷兰豆变黄，失去脆感。
3. 需要特别注意的是，荷兰豆必须完全做熟后才可以食用，否则可能引起食物中毒。

婆婆最拿手的春季下饭菜

营养丰富 下饭必备

这是江苏的婆婆家春季常吃的一道下饭菜。春季早熟的毛豆颗粒大，味道鲜嫩，搭配咸黄瓜一起炒，味道很美妙。

【咸黄瓜炒春毛豆】

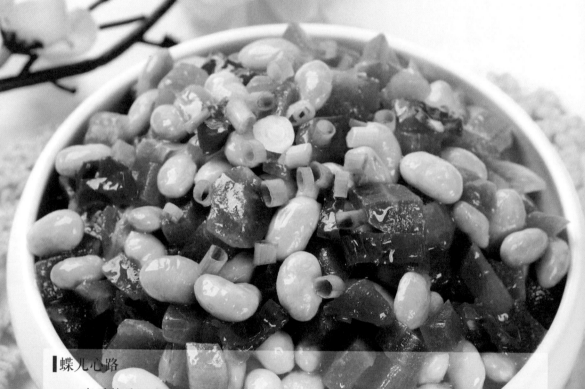

▎蝶儿心路

春季的毛豆由于产量不高，价格比较贵，不过为了一饱口福，贵点也是值得的。咸黄瓜在婆婆家被称为咸瓜，通常用来炒毛豆或者炒鸡蛋，做成下饭菜。我前段时间去婆婆家，有一天早晨逛了一下当地的菜市场，发现南方的菜市场和北方的菜市场还真是不同，南方的菜市场有很多新鲜的食材，比如毛豆、蚕豆、芥蓝杆、黑皮花生，我忍不住买了很多回来。

▎制作过程

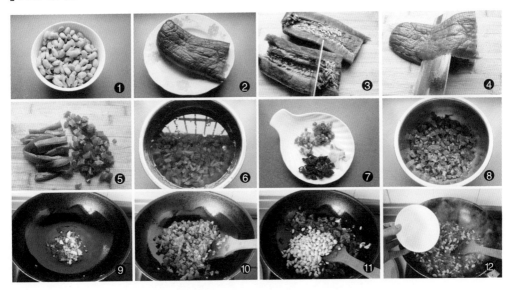

⊙**主料**

咸黄瓜	300 克
毛豆	150 克

⊙**配料**

香葱	5 克
干辣椒	2 个
大蒜	3 克
白糖	1 茶匙
味精	1/4 茶匙
干淀粉	1 茶匙

⊙**制作**

1. 毛豆洗净。
2. 咸黄瓜洗净。
3. 用刀把咸黄瓜对半剖开，刮去籽。
4. 把一半片成 2～3 片。
5. 先切条，再切丁。
6. 放入冷水中浸泡 3～4 小时，中间换一次水。
7. 干辣椒切段，香葱切粒，大蒜切片。
8. 把浸泡好的黄瓜丁挤干水分。
9. 起油锅，放入香葱、蒜片、干辣椒，爆出香味。
10. 放入咸黄瓜。
11. 放入毛豆，加糖和适量水煮 2～3 分钟。
12. 干淀粉加少许水调匀，倒入锅中勾芡，加味精调匀即可。

—— 蝶·儿·叮·嘱 ——

1. 咸黄瓜很咸，一定要浸泡一段时间，去除过多的咸味。
2. 这道菜不必加盐，咸黄瓜本身的盐味就很足。
3. 这道菜加了辣椒更加开胃，不吃辣的可以不放。

春风剪出的好味道

明目乌发
降压降脂

一日三餐不能马虎，只要用点心思就会有意想不到的收获，就像这道飞轮饺，光是漂亮的外形就已令人赞不绝口。

▌蝶儿心路

有一次，恰逢小区里的绿化人员修剪柳枝，他们把剪下来的枝条堆在一边，我看到枝条上有嫩嫩的柳芽，就忍不住拿了几支回家做了这道好吃的蒸饺。不过大家千万不要为了做这道面食去破坏树木。小时候，家里种植柳树，每年春天我都会采摘柳芽。焯烫后浸泡去除苦味，再用酱油、醋、蒜泥拌着吃，味道也不错。春天还有榆钱、槐花、香椿芽等长在树上的"蔬菜"，都能带来美妙的舌尖享受。

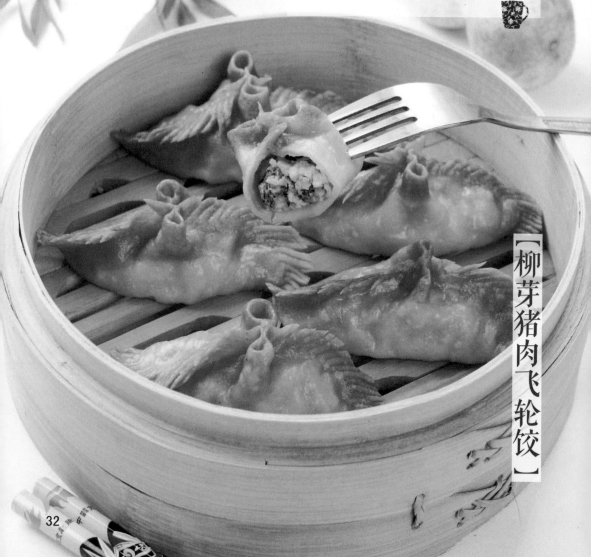

【柳芽猪肉飞轮饺】

▌制作过程

⊙主料

面粉 300 克，开水 75 克，凉水 75 克，柳芽 50 克，猪肉 150 克，豆腐皮 40 克

⊙配料

红曲米粉 2 茶匙，盐 3/4 茶匙，白糖 1/2 茶匙，鸡精 1/2 茶匙，胡椒粉 1/4 茶匙，生抽 1 茶匙，料酒 1 茶匙，香油 1 茶匙，熟植物油 2 茶匙，花椒 1/2 茶匙，大葱 5 克，生姜 5 克

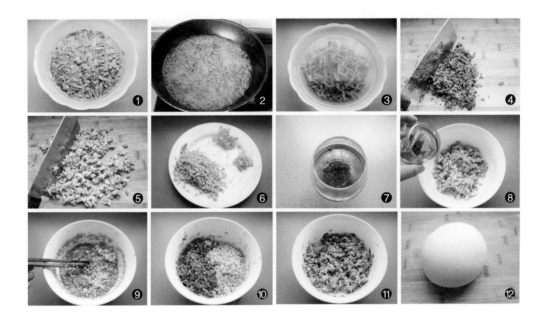

⊙制作

1. 将柳芽从柳枝上摘下，洗净。
2. 放入开水中焯烫 2 分钟。
3. 捞入冷水中降温，再用手抓揉几遍，中间要换 3 ～ 4 次水，浸泡 2 ～ 3 小时。
4. 捞出浸泡好的柳芽，挤干水分，用刀切碎。
5. 猪肉用刀剁碎。
6. 豆腐皮切碎，大葱、生姜也分别切碎。
7. 花椒放入 30 克开水中浸泡 10 分钟。
8. 花椒水分几次加入到肉馅中，边搅边加，每次搅打上劲后再加。
9. 肉馅中放入葱姜和鸡精、盐、糖、料酒、生抽、胡椒粉拌匀。
10. 放入柳芽碎和豆腐皮碎。
11. 加入香油、熟植物油拌匀。
12. 面粉放入盆中，先放入 75 克开水拌匀，再放入 75 克凉水搅拌成雪花状，最后揉搓成均匀的面团。

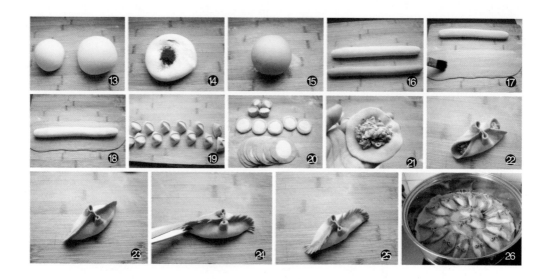

⊙制作

13. 把面团分成 150 克 1 份，300 克 1 份。

14. 在 150 克面团中加入红曲米粉。

15. 揉搓成粉红色面团。

16. 两种面团分别搓条。

17. 把粉红色面团擀成长条形并压扁，表面刷一层水。

18. 把白色面团放在粉红色面皮上。

19. 卷起来搓匀后分割成剂子。

20. 把剂子按扁，擀成饺子皮。

21. 饺子皮放在手心，中间放上馅料。

22. 两手拇指和食指相对捏住少许面皮，向中间对在一起捏紧，形成两个向外的圆形小耳朵。

23. 把两侧的边捏紧。

24. 用剪刀在捏紧的皮边上以 45°角剪出一条条的花边。

25. 用手整形，把两边的饺子边向相反的方向扭一下。

26. 包好的饺子放到已烧开水并铺好打湿屉布的蒸锅内，大火蒸 4～5 分钟。

———— 蝶·儿·叮·嘱 ————

1. 柳芽有苦味，所以焯烫后要多泡几遍并且用手抓揉几次使苦味尽量散出。

2. 面团使用半烫面，既有一定的韧性，口感也松软。

3. 蒸的时候每个饺子之间留一定空隙。

4. 食用柳芽中的花穗时要选择没有开花的，口感才够嫩。

品味春天的树上蔬菜

【香煎榆钱豆腐肉饼】

健脾和胃
增强食欲

为了使榆钱更好吃，特意搭配了豆腐、猪肉、鸡蛋，这样吃起来既营养，口味也更好；采用煎的烹调方式吃油少，更健康。这道菜很适合即将参加中考、高考的孩子食用。

▌蝶儿心路

　　榆钱是榆树的种子，因其外形圆薄如钱币，故而得名。榆钱和"余钱"谐音，民间有吉祥的寓意，代表生活富裕。

　　春季正值吃榆钱的季节，周末和老公去郊外采榆钱，人家只负责开车，采摘的活儿都交给我了。采摘榆钱的时候不要把新生的榆树叶碰落，否则会影响榆树的生长。记得小时候我们家种了很多棵榆树，每棵都有碗口粗细，长得又高又大。我小时候比较瘦，身手也灵活，爬树的本事练得不错，春天常会爬到榆树的树杈上采摘枝条上的榆钱。那时候女孩子和男孩子一样调皮，爬树、登梯子上房样样都不落下。

35

⊙主料

榆钱 50 克，豆腐 400 克，猪肉 500 克，鸡蛋 1 个，面粉 50 克，干淀粉 20 克

⊙配料

盐 1 茶匙，白糖 1/2 茶匙，胡椒粉 1/4 茶匙，料酒 2 茶匙，香葱 20 克，生姜 5 克，生抽 2 茶匙，香油 1 茶匙，味精 1/4 茶匙

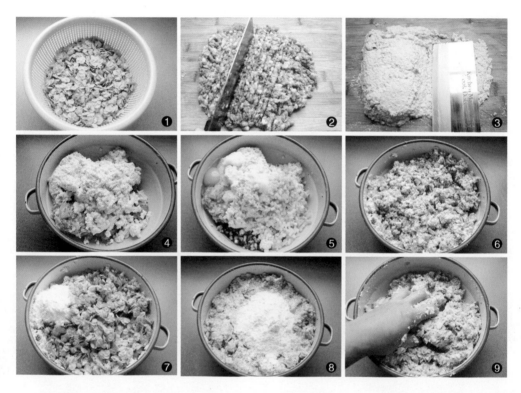

⊙制作

1. 榆钱择洗干净，沥干水分。
2. 猪肉洗净，用刀剁细。
3. 豆腐放到案板上，用刀面碾成泥。
4. 把猪肉馅和豆腐泥放入容器中。
5. 打入鸡蛋，加切碎的香葱、生姜末和盐、生抽、白糖、胡椒粉、香油、味精、料酒。
6. 搅拌均匀。
7. 放入榆钱和干淀粉拌匀。
8. 放入面粉。
9. 用手反复抓匀。

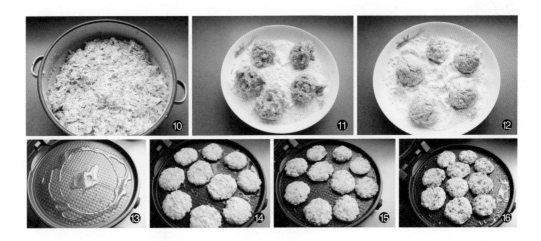

⊙制作

10. 成为肉饼馅料。

11. 把肉饼馅料分成乒乓球大小，放入铺有面粉的盘中。

12. 肉馅滚沾面粉后搓圆。

13. 电饼铛烧热，放入少许油。

14. 把馅料球按扁后放入电饼铛内。

15. 煎至底面微黄，翻面。

16. 电饼铛加盖，煎至两面金黄即可装盘。

—— 蝶·儿·叮·嘱 ——

1. 猪肉要选择肥瘦比例为 3:7 的，这样口感较好。

2. 加入淀粉是为了使肉饼更松软。

3. 馅饼要先煎至一面微黄，翻面后再加盖上下火煎，这样上色更匀。

4. 肉馅裹沾面粉后再搓圆拍扁，出来的形状会更好，也更便于操作。

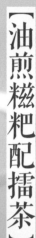

【油煎糍粑配擂茶】

教你搞定甜蜜的下午茶点

健脾养胃 生津止渴

第一次品尝擂茶，特殊的材料和独特的制造工艺，造就了它非同一般的口感，和糍粑搭配食用非常美味。

▌食材解读

　　糍粑是糯米制品，是把熟糯米饭放到石槽里，用石锤捣成泥状制作而成，和年糕类似，只是经过"千锤百炼"而成。煎炸过的糍粑吃起来甜香软糯，非常美味。擂茶就是把茶叶、芝麻、花生、炒熟的糯米等原料放进擂钵里研磨而成的饮品。擂茶茶味纯、香气浓，不仅能生津止渴，还有健脾养胃、滋补长寿之功效。

■制作过程

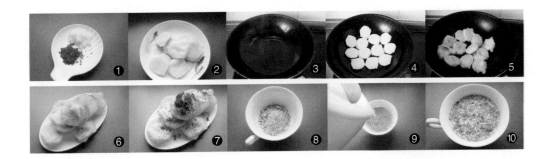

⊙主料

　糍粑 400 克，擂茶粉 2 小包

⊙配料

　白糖 2 汤匙，食用红色素 1 滴

⊙制作

　1. 1 汤匙的白糖中加入红色素搓匀成彩糖。
　2. 糍粑从包装袋中取出。
　3. 锅内放入少许油烧至七成热。
　4. 放入糍粑。
　5. 中火煎至糍粑两面金黄。
　6. 盛入盘中。
　7. 表面撒入白糖和彩糖。
　8. 擂茶粉倒入杯中。
　9. 冲入滚开的水。
　10. 用小勺调匀即可。

—— 蝶·儿·叮·嘱 ——

1. 煎糍粑时油不必太多。
2. 糍粑煎制的时候要多翻动，这样上色才匀称。

应季蔬菜的另类美味吃法

补阳滋阴 利尿解毒

鲜嫩的香椿是春季必吃的树上"蔬菜"。这道菜似鱼非鱼，口感香酥，看似不起眼，却能登大雅之堂。

【炸香椿鱼】

▌蝶儿心路

　　每年吃香椿芽时我都会想起姥姥、姥爷。小时候姥姥家沿着院墙种了一圈香椿树，棵棵有碗口粗，棵棵高至房顶。每年春天姥爷都会用带钩子的竹竿采香椿芽（因为香椿树太高了），吃不了的香椿芽也会用盐搓了腌制起来，这样储存时间较长。香椿芽第一茬最好吃，细嫩且香味足，第二茬、第三茬稍差，三茬以后就不能再采了，否则会影响香椿树的生长。

▌制作过程

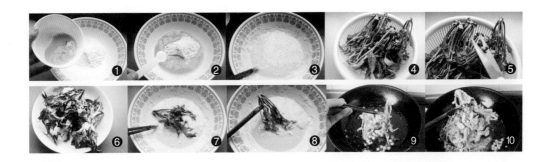

⊙主料

香椿芽 60 克，面粉 40 克，全蛋液 50 克，水 40 克

⊙配料

盐 1/2 茶匙，干淀粉 2 汤匙

⊙制作

1. 把全蛋液和水倒入面粉中。
2. 加入盐。
3. 搅拌成无颗粒的均匀的面糊。
4. 香椿芽洗净，沥干水分。
5. 用剪刀剪去根部。
6. 干淀粉撒在香椿芽上，拍匀。
7. 拍好淀粉的香椿芽放入面糊中。
8. 均匀蘸好蛋面糊。
9. 放入已经烧至六成热的油锅中。
10. 中小火炸至香椿芽表面金黄即可出锅。

—— 蝶·儿·叮·嘱 ——

1. 香椿芽的根部通常较老，要剪去。
2. 香椿芽先拍干淀粉，再蘸面糊就不容易脱糊。
3. 购买香椿芽的时候要仔细分辨，头茬香椿芽色泽红而嫩，而体形较大、颜色翠绿的有可能是菜椿，菜椿香味淡，口感不好。

旧时味道的手作菜

凉血止血
清肝泻火

忆苦菜如今又成了餐桌的新宠，所谓知足者常乐，好好珍惜现在的幸福生活！

▍蝶儿心路

　　苦累是人们在艰苦年代发明的一种吃法，就是把食材（地瓜秧、榆钱、槐花、茴香、扫帚苗、面条菜等）用玉米面或高粱面等杂粮拌匀后蒸熟，再用香油、蒜末、盐拌着吃。虽然现在生活条件好了，但我有时还是会怀念这个味道。我做的苦累和老人做的稍有不同，加入了黑芝麻和辣椒油，吃起来更鲜香开胃。

【蒸槐花苦累】

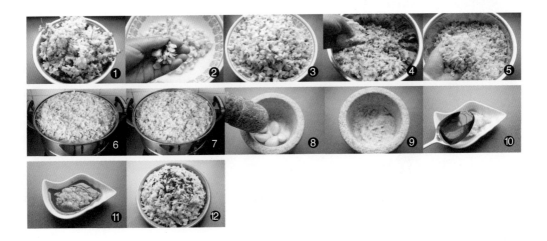

⊙主料

　　槐花 200 克，玉米面 180 克，熟黑芝麻 1 汤匙

⊙配料

　　辣椒油 2 汤匙，香油 1 茶匙，盐 3/4 茶匙，味精 1/4 茶匙，大蒜 15 克

⊙制作

　1. 准备好新鲜的槐花。
　2. 用手把槐花撸下来，去掉花梗。
　3. 处理好所有的槐花。
　4. 槐花洗净后轻轻挤出水分，再往里撒入玉米面。
　5. 用手拌匀，使每个槐花上都沾满玉米面。
　6. 蒸锅加水，箅子上铺好打湿的屉布，放入用玉米面拌匀的槐花，铺匀。
　7. 蒸锅加盖用大火烧开，蒸 10 分钟即可。
　8. 大蒜去皮后放入蒜臼中，再放入盐和味精。
　9. 捣成很烂的蒜泥。
　10. 蒜泥放入小碟中，加入辣椒油。
　11. 放入香油。
　12. 蒸好的槐花苦累盛入盘中，表面撒入熟黑芝麻，再倒入蒜油拌匀即可。

—— 蝶·儿·叮·嘱 ——

1. 洗过的槐花不要挤得太干，否则玉米面不能很好地附着在上面。
2. 蒸苦累需用大火，10 分钟即可。
3. 不喜欢生蒜味道的可以往蒜泥上淋热油，把蒜滋熟。

妈妈的手作鲜笋

减肥消食
明目化痰

这道菜味道不简单，但做法却很简单，即使新手下厨也极易上手，春天盛产鲜笋，不妨多试试。

▌蝶儿心路

春季是生发孕育的季节，母亲节也在春天。蝶儿做母亲已经很多年了，我深切地感悟到，妈妈的爱就如这道酱油手剥笋，朴实无华却细腻、醇厚、悠长。这道菜的做法简单，口味却不一般，咸鲜微甜、口味淳腴，已无需再搭配其他食材。

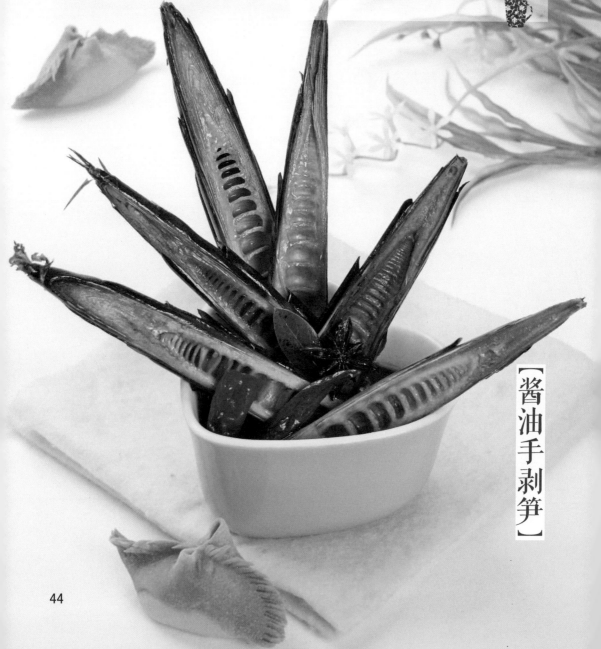

【酱油手剥笋】

▮制作过程

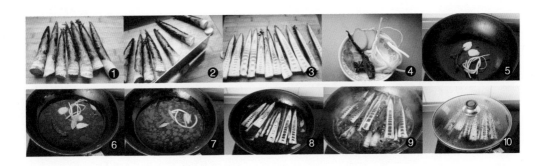

⊙主料

春笋 500 克

⊙配料

酱油 3 汤匙，盐 1/2 茶匙，白糖 1 汤匙，桂皮 1 克，生姜 5 克，香葱 5 克，
八角 1 个，香叶 3 片，味精 1/4 茶匙，干辣椒 3 克

⊙制作

1. 春笋洗净。
2. 用刀切去老根。
3. 纵向对半切开。
4. 香葱打结，生姜切片。
5. 起油锅，放入香葱、生姜、八角、桂皮、香叶、干辣椒炒出香味。
6. 加入适量的水。
7. 放入酱油、白糖、盐、味精。
8. 放入春笋。
9. 大火烧开。
10. 加盖转小火煮 20 分钟，关火后浸泡 1 小时即可食用。

—— 蝶·儿·叮·嘱 ——

1. 处理春笋时一定要去掉老的根部。
2. 煮好的春笋再浸泡 1 小时，更入味。

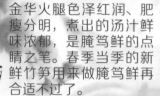

火腿与鲜笋焖制的诱人鲜味

金华火腿色泽红润、肥瘦分明，煮出的汤汁鲜味浓郁，是腌笃鲜的点睛之笔。春季当季的新鲜竹笋用来做腌笃鲜再合适不过了。

【腌笃鲜】

▌食材解读

　　腌笃鲜，属于江南地区具有代表性的菜式之一，口味咸鲜，汤白汁浓，肉质酥肥，笋香脆嫩，鲜味浓厚。"腌"就是咸的意思；"鲜"就是新鲜的意思；"笃"就是用小火焖的意思。这次腌笃鲜所用的火腿是江南老才子老师送的正宗金华火腿。我之前一直把火腿珍藏在冰箱中，就怕浪费了珍贵的食材。

▌制作过程

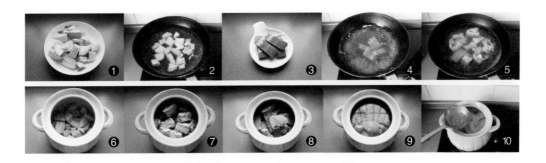

⊙ 主料

  猪小排 500 克，去皮鲜竹笋 300 克，金华火腿 50 克

⊙ 配料

  生姜 10 克，黄酒 2 汤匙，盐 1 茶匙，胡椒粉 1/4 茶匙，香葱 5 克

⊙ 制作

  1. 鲜竹笋切块。
  2. 锅内放入水和 1/2 茶匙盐，用大火烧开，放入鲜笋块煮 2 ～ 3 分钟，捞出备用。
  3. 金华火腿切大片。
  4. 把金华火腿片放入开水锅内焯烫至变色捞出。
  5. 猪小排切段后放入锅内焯烫至血沫浮起，捞出洗净。
  6. 把鲜笋块放入砂锅内。
  7. 放入猪小排。
  8. 放入金华火腿片和生姜片。
  9. 加入黄酒和足量的水。
  10. 砂锅放到炉子上用大火烧开，撇去浮沫后转小火，加盖炖煮 1 小时，最后加 1/2
     茶匙盐和 1/4 茶匙胡椒粉，撒入切碎的香葱即可。

———— 蝶·儿·叮·嘱 ————

1. 火腿片不要切得太薄，否则煮的时候容易碎。
2. 盐最好最后酌情加入，因为火腿片本身就带咸味。
3. 鲜笋中含有较多草酸，用加盐的水焯过后可大大减少。

不能错过的春季头茬韭菜

营养丰富
补肾补肝

春季的头茬韭菜和鸡蛋都是香气浓郁的食材，两者相搭配，再放入红椒做点缀，可谓是色、香、味俱全。

【芙蓉炖蛋】

食材解读

韭菜性温，有补肾补阳的作用。春季人体肝气偏旺，影响脾胃消化吸收功能，适当吃一些春韭可增强脾胃之气，有益肝之功效。李时珍的《本草纲目》中记载："韭菜春食则香，夏食则臭，多食则神昏目暗，酒后尤忌。"春天的头茬韭菜，根红鲜嫩，味道清香，吃起来口感最好。

48

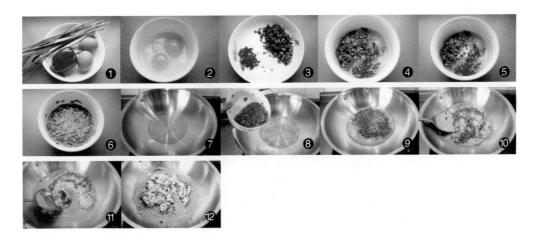

⊙主料

鸡蛋 2 个，韭菜 15 克，红椒 10 克

⊙配料

水 55 克，盐 1/4 茶匙

⊙制作

1. 韭菜择洗干净，红椒也洗净。
2. 鸡蛋打入碗中。
3. 韭菜和红椒切碎。
4. 把韭菜、红椒碎倒入鸡蛋中。
5. 放入盐。
6. 用筷子略搅。
7. 锅中加入水。
8. 水烧开后倒入鸡蛋液。
9. 调成小火。
10. 用铲子轻轻推动半凝固的蛋液。
11. 沿着边推动蛋液，只要蛋液呈半凝固状态就可翻面。
12. 直到所有的蛋液基本凝固即可盛出。

—— 蝶·儿·叮·嘱 ——

1. 不可过度搅打蛋液，只要搅散蛋黄即可，这样炒出的鸡蛋白黄分明。
2. 水炒蛋的过程中，一定要用小火，并不断用铲子推动已经凝固的蛋液。
3. 鸡蛋炒到八九成熟即可，装盘后余温还会使鸡蛋继续变熟，这样口感才滑嫩。
4. 这道菜炒制起来不用一滴油，吃起来清爽又美味。
5. 看似简单的水炒蛋，做好也不容易。酒店会用高汤来炒蛋；火候的把握尤为重要；炒出的鸡蛋要滑嫩而不散，也不能出水。

春来荠菜香

消肿明目
清热利尿

北方的春天气候干燥，人特别容易上火。这道汤羹荤素搭配，老少皆宜，特别适合春天食用。

【金针菇荠菜丸子羹】

▮食材解读

春天是万物生发的季节，各种野菜纷纷破土而出，因此春季是品尝野菜的最佳时节。荠菜生命力旺盛，口感独特，遍布大江南北。著名的荠菜大馄饨就是用荠菜制成。荠菜还可以用来包饺子、做包子、煲汤，还可以加年糕、春笋炒着吃，可谓是吃法多样，味道也多样。用荠菜做成浓稠的汤羹，在气候多变的春天食用既可以暖身养胃，又利于消化，老少皆宜。

▋制作过程

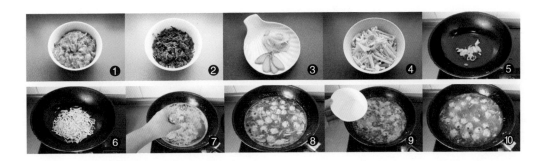

⊙主料

猪肉馅 200 克，荠菜 100 克，金针菇 150 克

⊙配料

大葱 10 克，生姜 10 克，黄酒 2 汤匙，胡椒粉 1/2 茶匙，盐 1 茶匙，生抽 1 茶匙，味精 1/4 茶匙，干淀粉 2 汤匙

⊙制作

1. 猪肉馅中先分次放入 80 克水搅打上劲，再放入切成末的 5 克大葱和 5 克生姜，然后放入 1/2 茶匙盐、1 汤匙黄酒、1/4 茶匙胡椒粉、1 茶匙生抽搅匀。
2. 荠菜择洗干净后放入开水锅内焯水，捞出后放入冷水中降温，再挤干水分切碎。
3. 剩余的葱姜切片。
4. 金针菇切段。
5. 起油锅，爆香葱姜片。
6. 放入金针菇略炒，加入水、1 汤匙黄酒，用大火烧开。
7. 用手抓一团肉馅从虎口挤出成丸子，用小勺挖下来放入锅内。
8. 所有的丸子做好入锅，煮至浮起，再放入荠菜碎。
9. 干淀粉加适量水搅匀，分次加入锅内并煮开。
10. 放入剩余的盐、胡椒粉、味精，调匀即可。

—— 蝶·儿·叮·嘱 ——

1. 肉馅中加水是为了让丸子吃起来更加嫩。
2. 挤丸子的时候，锅内水保持微沸即可，不要开太大的火。

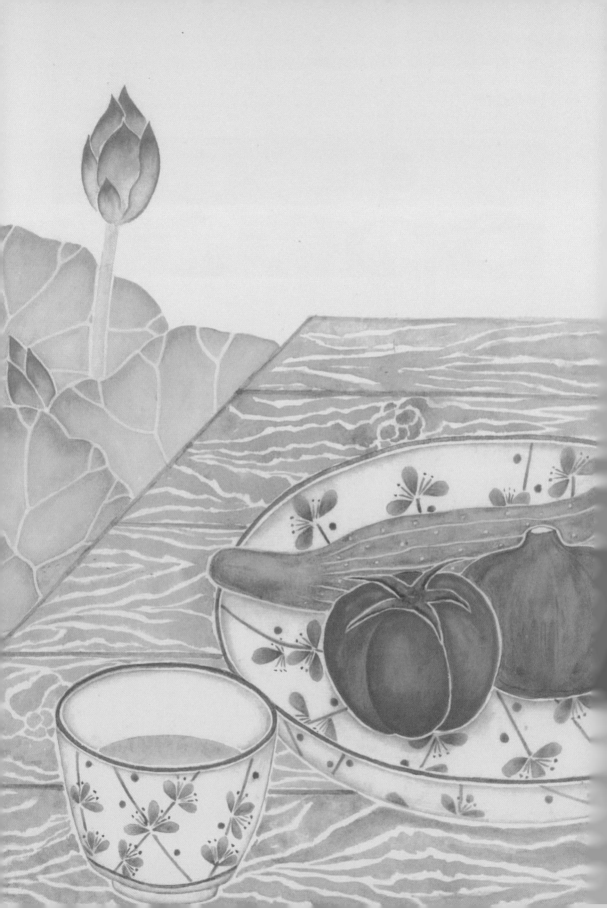

② 夏之味

每当读到南宋诗人杨万里的「接天莲叶无穷碧，映日荷花别样红」，我便会立刻想起夏天。

夏天天气湿热，是一年中阳气最盛的季节，人体新陈代谢加快。夏天里要注重养心，在高温下人们免不了心烦气躁，心神不安，这时就要调节精神，尽量保持愉快而平和的心情，不要大悲大喜，以免以热助热，火上加油。夏天大家常常感到食欲不振，还容易出现腹泻。

针对夏天的节气特点，蝶儿推荐大家适当吃些养心安神的食物，比如茯苓、麦冬、小枣、莲子、百合、小米、玉米、豆类、鱼类、洋葱、土豆、冬瓜、苦瓜、芹菜、芦笋、南瓜、香蕉、菠萝等，少吃动物内脏、鸡蛋黄、肥肉等。气候炎热时还可以适当吃一些冷饮，可以起到一定的祛暑降温作用，但是不能一次吃太多，过量会使胃肠受刺激，诱发腹痛、腹泻等症状。西瓜、桃子、黄瓜等瓜果也是必不可少的，这些食物可以帮助我们清热解暑。夏季蔬菜的烹调方式以清炒、凉拌、白灼为好。

夏天里必吃的清火美味

口苦利心
清热解暑

食物有酸甜苦辣咸之分，人生何尝不是如此，品味过苦的味道才知甜的珍贵。

▍蝶儿心路

苦瓜是夏季消暑的好食材。记得小时候，家里院子前面的小菜园里有妈妈种的苦瓜、丝瓜、黄瓜、大葱、韭菜、茴香等蔬菜。夏日的早晨我们会给刚刚开花的苦瓜和丝瓜人工授粉，提高它们的坐果率。有趣的是丝瓜和苦瓜种在一起，花粉便会随风乱跑，导致个别丝瓜有苦味儿。那时候的我只有十三四岁，比较瘦弱，却能够挑两大桶满满的水来浇菜（1桶至少有40升）。现在估计不行了，人还是要多锻炼。

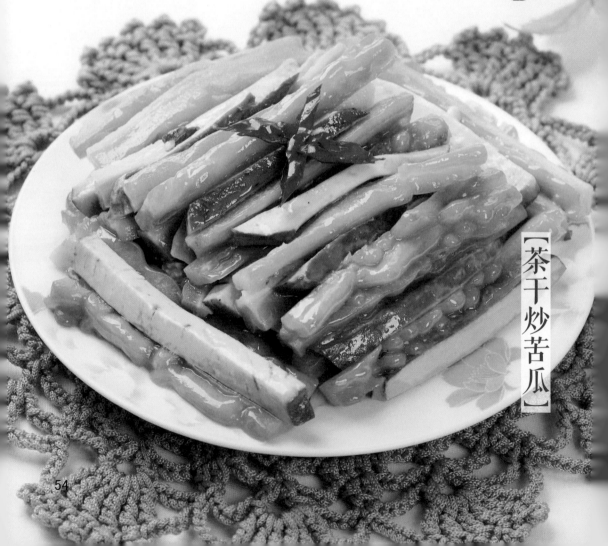

【茶干炒苦瓜】

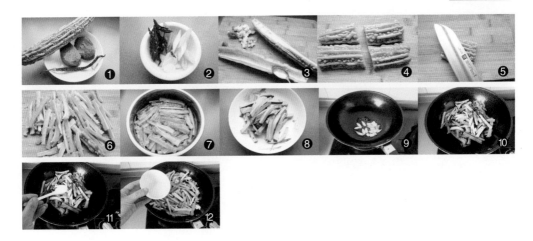

⊙主料

　　苦瓜 350 克，茶干 200 克

⊙配料

　　干辣椒 5 克，大蒜 5 克，大葱 10 克，盐 3/4 茶匙，味精 1/4 茶匙，干淀粉 1 茶匙

⊙制作

1. 把苦瓜放在流动的清水下，用刷子刷洗干净。
2. 干辣椒斜切成段，大蒜和大葱切片。
3. 苦瓜用刀纵向对半剖开，用小勺刮去瓤和籽。
4. 把苦瓜切段。
5. 用刀面把苦瓜按扁。
6. 把苦瓜纵向切成条。
7. 切好的苦瓜放入清水中浸泡 10 分钟。
8. 茶干也切成条。
9. 锅烧热，放入少许油烧至四成热，放入大葱、大蒜和干辣椒爆出香味。
10. 放入苦瓜和茶干。
11. 加入盐，翻炒至苦瓜八成熟。
12. 放入稀释的淀粉勾芡，加味精调匀即可。

—— 蝶·儿·叮·嘱 ——

1. 苦瓜外皮不够光滑，容易藏脏物，用刷子可以刷洗得更干净。
2. 切好的苦瓜浸泡在清水中可以去除部分苦味。
3. 苦瓜出锅前不要炒得太熟，这样口感才清脆。
4. 苦瓜的吃法多样，除了炒、炖，还可以洗净切条蘸酱生吃、加调料凉拌或者切成薄片冰镇后蘸蜂蜜生吃。苦瓜属于君子菜，与其他食材一同烹制，不会夺其味。

饮料与蔬菜的美味混搭

消肿利尿 开胃清热

清甜爽口、制作便捷的小菜在夏季会受到人们的青睐，橙汁与冬瓜的完美搭配，既能消暑又能减肥。

▌食材解读

冬瓜是夏季常见的食材，可以红烧或者用海米炒，还可以和排骨一起炖汤，甚至可以做包子和饺子的馅料，吃法多样。我家附近有一家饭店做的冬瓜包子就极具特色，是他们的招牌主食。松软的包子皮包裹着用盐、糖、酱油、料酒等调料腌制好的冬瓜和一粒粒的肉丁做成的馅料，咬一口汤汁流淌，冬瓜的软糯，肉丁的弹牙，无不诱惑你的味蕾，真是香极了。

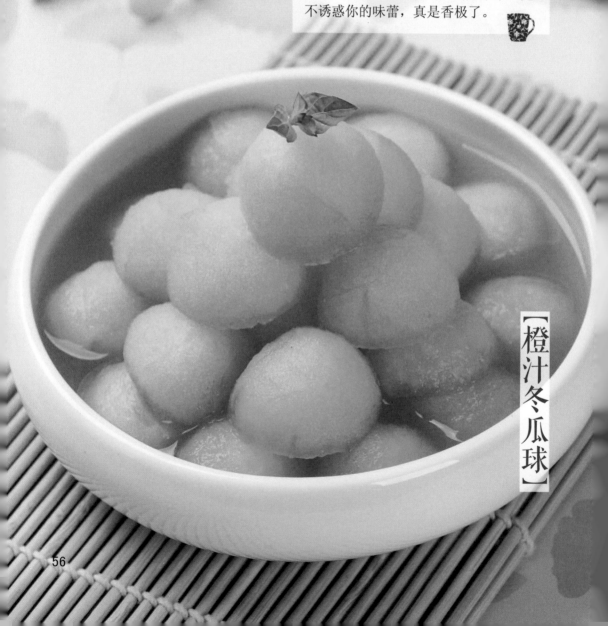

【橙汁冬瓜球】

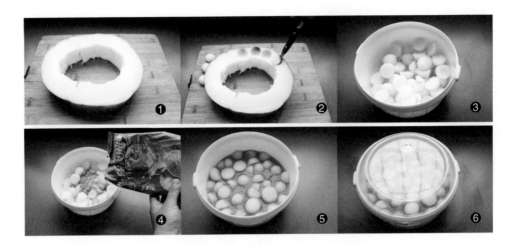

⊙主料

　冬瓜 1000 克，雀巢橙 C70 克

⊙配料

　凉开水 250 克

⊙制作

　1. 冬瓜洗净置于案板上。
　2. 用挖球器挖出一个个大小一致的冬瓜球。
　3. 挖好的冬瓜球放入保鲜盒中。
　4. 往保鲜盒中加入雀巢橙 C。
　5. 倒入凉开水，搅拌均匀。
　6. 保鲜盒加盖，放入冰箱冷藏室冷藏 24 小时即可。

—— 蝶·儿·叮·嘱 ——

1. 冬瓜球不必焯水，这样口感比较脆。
2. 冷藏后的冬瓜球不仅更入味而且颜色也更漂亮。

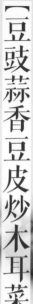

【豆豉蒜香豆皮炒木耳菜】

清热爽脆的快手时蔬菜

清热凉血
降压利肝

这道菜加了豆豉和大蒜末，以及富含植物蛋白的豆腐皮一同炒，非常美味，营养搭配也比较合理，深得家人喜爱。

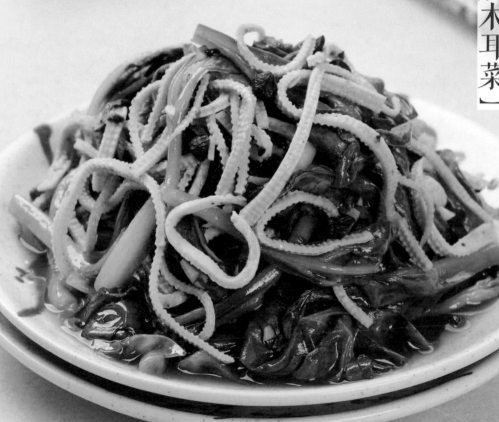

▌食材解读

夏季气温高，人体出汗多，食欲降低，这时应该多吃一些清淡的蔬菜瓜果，比如木耳菜。木耳菜中的钙、铁等元素含量很高，热量低、脂肪少，可做汤菜，也可爆炒、烫食、凉拌等。

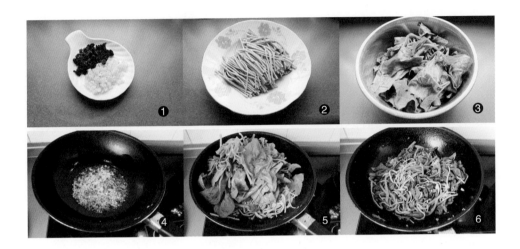

⊙主料

　木耳菜 500 克，豆腐皮 100 克

⊙配料

　大蒜 15 克，豆豉 15 克，盐 3/4 茶匙，白糖 1/2 茶匙

⊙制作

　1. 大蒜和豆豉切碎。
　2. 豆腐皮切丝。
　3. 把木耳菜的叶片从梗上摘下，洗净。
　4. 起油锅，油温四成热时放入大蒜和豆豉，炒出香味。
　5. 放入豆腐皮丝和木耳菜。
　6. 加入盐、白糖，大火翻炒至木耳菜变色，盛出。

—— 蝶·儿·叮·嘱 ——

1. 木耳菜只取叶子和嫩茎，老梗不要。
2. 木耳菜需大火快炒，这样口感才好。
3. 豆豉切碎再经过爆香之后香味才更容易挥发出来。

开胃健脾的清新小菜

祛风解热
健脾开胃

夏季要少吃肥腻的肉类，多吃绿色蔬菜。用自制的剁椒来炒佛手瓜，吃起来既爽口又开胃，尤其是那抹青绿，看起来就令人心旷神怡。

▌食材解读

如果有头痛、咽干、咳嗽痰多、消化不良、脾胃湿热等症状的人可以多吃一些佛手瓜。经常食用佛手瓜可以增强机体免疫力、利尿排钠、扩张血管、降低血压。佛手瓜可生吃，口感如黄瓜一般微甜爽口，也可以用焓、腌、炒、煮等方式烹制。

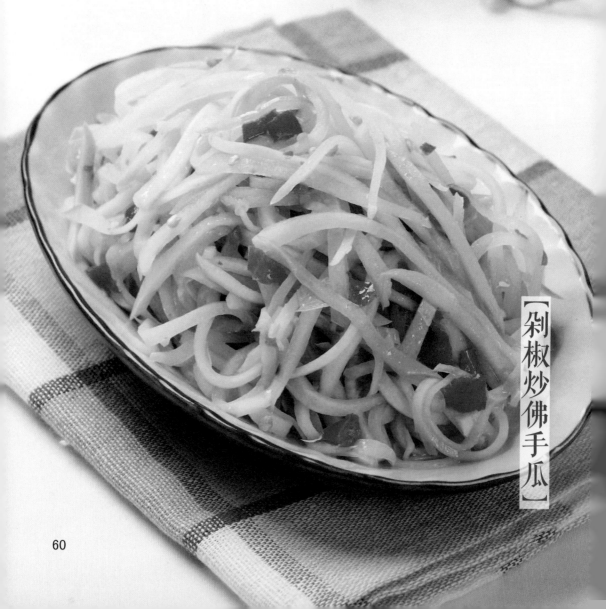

【剁椒炒佛手瓜】

▌制作过程

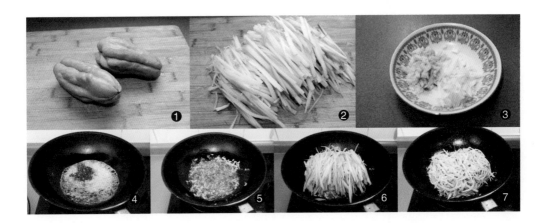

⊙主料

　佛手瓜 2 个（约 500 克）

⊙配料

　剁椒酱 2 汤匙，糖 1/2 茶匙，味精 1/4 茶匙，大葱 10 克，大蒜 10 克

⊙制作

　1. 佛手瓜洗净。
　2. 佛手瓜对半切开，去籽后切成丝。
　3. 大葱和大蒜切末。
　4. 起油锅，油温升至五成热时，放入葱蒜末和剁椒酱。
　5. 小火炒出红油。
　6. 放入佛手瓜丝。
　7. 加糖翻炒至佛手瓜丝变色，加味精调匀即可。

—— 蝶·儿·叮·嘱 ——

1. 佛手瓜要选嫩的来炒，偏老的要去皮再切丝。
2. 剁椒酱本身就很咸，炒制过程中不必再加盐。

拯救夏日疲乏的小菜花

益气、健胃
补虚强身

菜花口感脆嫩，味道可口，不管如何烹饪，都会给人带来惊喜的味觉享受。

食材解读

有机菜花的外形看起来像没长好的菜花，顶部比较稀疏，不像普通菜花那样结实，而且价格较贵，但口感脆而嫩，味道也比普通的菜花好。夏季天气炎热，正是吃有机菜花的好时节。有机菜花可以用来炒、凉拌、干煸，还可以用来做干锅、香辣锅等。

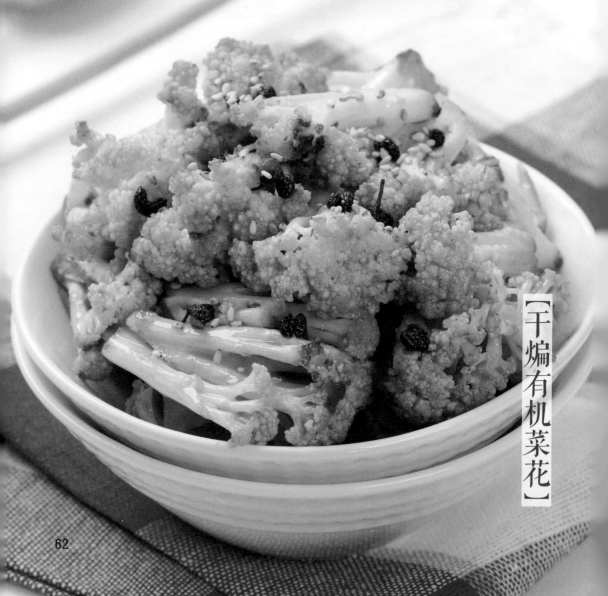

【干煸有机菜花】

▌制作过程

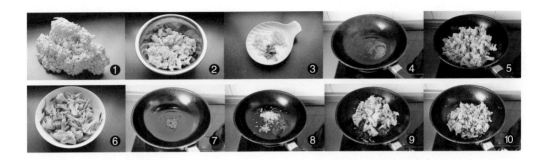

⊙主料

　有机菜花 500 克

⊙配料

　花椒 1 茶匙，郫县豆瓣酱 1 汤匙，大葱 3 克，生姜 3 克，大蒜 3 克，盐 1/2 茶匙，
　白糖 1 茶匙，味精 1/4 茶匙

⊙制作

1. 有机菜花顶部如果有发黑的地方，用刀削掉。
2. 把菜花顺着生长的方向切成小朵，洗净。
3. 大葱、生姜、大蒜切末。
4. 锅烧热，放入油烧至八成热。
5. 放入沥净水分的菜花。
6. 煸炒至菜花变软且表面微黄后盛出。
7. 另起油锅，放入花椒炸香。
8. 放入郫县豆瓣酱和葱姜蒜末，炒出香味。
9. 放入煸过的菜花。
10. 加盐、白糖，大火翻炒 30 秒，加味精调匀即可。

—— 蝶·儿·叮·嘱 ——

1. 煸炒菜花时火候要大一些，这样炒出来的菜花口感才好。
2. 炸花椒时要凉油下锅，这样香味才能充分释放且不容易炸糊。

明目养血的快手菜

明目养血
降压去脂

夏天厨房里的温度很高，为了减少在厨房挥汗如雨的时间，快捷美味的凉拌菜成了首选。

▌食材解读

炎热的夏季大家都喜欢吃点开胃爽口又不油腻的凉拌菜。蝶儿认为黄瓜最美味的吃法莫过于生吃和凉拌，最能保持其原本的清香爽口。黄瓜还可以用来炒或者入馅，也可以用来腌制小咸菜或泡菜。这道黄瓜拌猪肝味道鲜美、营养丰富，适合减肥人士食用，对视力也有保护作用。

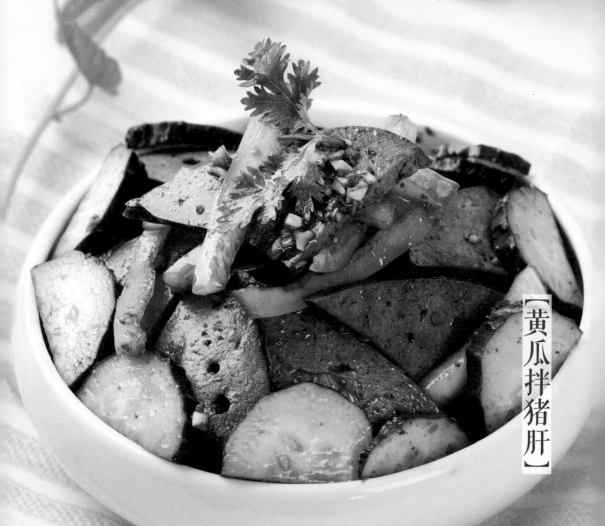

【黄瓜拌猪肝】

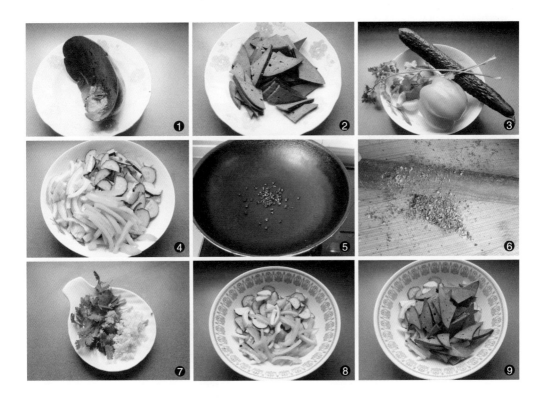

⊙主料

卤猪肝 150 克，黄瓜 200 克，黄彩椒 50 克，洋葱 50 克

⊙配料

花椒 1 茶匙，香菜 5 克，生抽 1 汤匙，香油 1 茶匙，辣椒油 1 汤匙，盐 3/4 茶匙，白糖 1/2 茶匙，味精 1/4 茶匙，陈醋 1 汤匙，大蒜 15 克

⊙制作

1. 准备好卤猪肝。
2. 猪肝切薄片。
3. 黄瓜、黄彩椒、香菜、洋葱洗净。
4. 洋葱和黄彩椒切丝，黄瓜切半圆形片。
5. 花椒放入烧热的锅内，焙干。
6. 出锅放到案板上晾凉，擀碎。
7. 香菜切段，大蒜切末。
8. 把黄瓜、洋葱、黄彩椒放入大碗中。
9. 放入切好的猪肝。

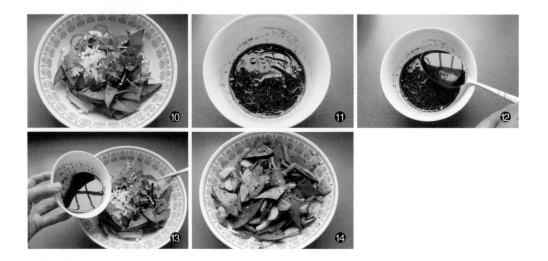

⊙制作

10. 放入蒜末和香菜段。
11. 把白糖、陈醋、味精、生抽、香油、花椒碎放入小碗中。
12. 加入辣椒油调匀。
13. 把调好的味汁倒入大碗中。
14. 拌匀即可。

—— 蝶·儿·叮·嘱 ——

1. 花椒焙干后很容易擀碎，自己做的要比买的花椒面味道好。
2. 这道菜一定少不了大蒜和陈醋，令人胃口大开的同时还能杀菌消毒。

炒个美味时蔬，度个清爽夏日

咸鲜有味 营养丰富

多彩的清新小炒给你带来夏日清凉，五色的食物搭配合理、营养丰富，伴你轻松度夏。

食材解读

　　天气热的时候人的胃口也不好，饮食上会偏好清淡可口的食物。从养生的角度来说，食物以五色为好。这道小炒材料丰富，色泽艳丽，制作简单，甜、咸、鲜、嫩俱全，好吃又营养，非常适合夏天。

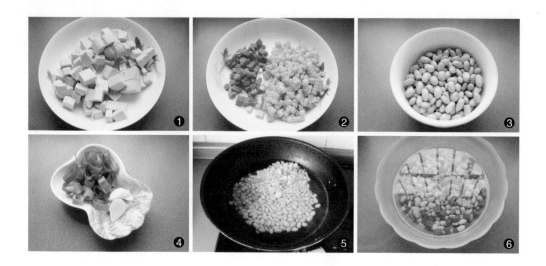

⊙主料

　豆腐 150 克，毛豆 150 克，甜玉米粒 150 克，胡萝卜 30 克，
水发黑木耳 20 克

⊙配料

　大葱 10 克，大蒜 5 克，盐 1 茶匙，白糖 1/2 茶匙，干淀粉 1 茶匙，味精 1/4 茶匙

⊙制作

1. 豆腐切丁。
2. 胡萝卜去皮切成玉米粒大小的丁。
3. 毛豆洗净。
4. 大葱切圈，大蒜切片。
5. 锅内加入足量的水烧开，放入甜玉米粒、毛豆、胡萝卜粒大火煮 3 分钟。
6. 将玉米粒、毛豆、胡萝卜粒捞出后放入冷水中降温。

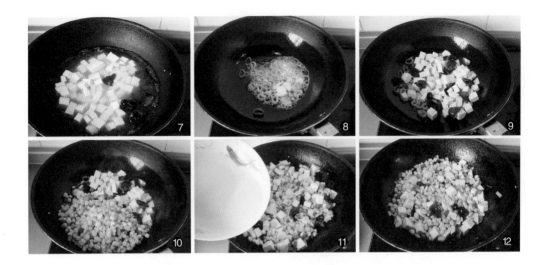

⊙制作

7. 把豆腐和撕成小朵的水发黑木耳放入锅内，焯烫 3 分钟捞出。

8. 起油锅，油温升至五成热时放入葱蒜爆香。

9. 放入豆腐丁和黑木耳。

10. 放入甜玉米粒、胡萝卜粒、毛豆，加入盐和糖翻炒 1 分钟。

11. 干淀粉加入少许水调匀，沿锅边淋入锅内。

12. 放入味精翻炒至芡汁均匀地挂在食材上即可。

—— 蝶·儿·叮·嘱 ——

1. 所有材料提前焯水，缩短炒制时间。

2. 这道菜最好用大火快炒，色泽才漂亮。

利用边角料做的美味消暑汤

【老黄瓜鸭架汤】

滋阴补血
消肿益气

饮食讲究荤素搭配，这道汤用老黄瓜和鸭架熬制，味道鲜而不腻、清爽可口，很适合夏天食用。

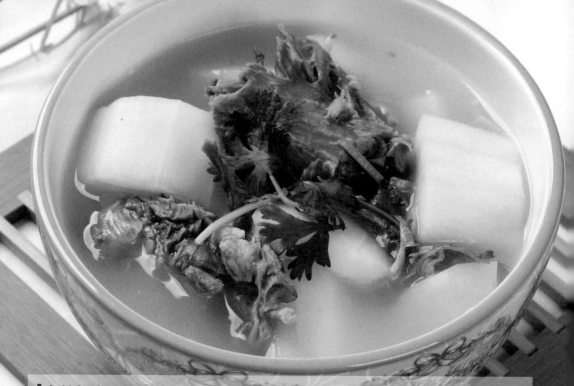

▌食材解读

鸭子是凉性食物，有滋阴补血、益气利水、清热健脾、消肿等功效。老黄瓜味道微酸，所谓的老黄瓜并不是指长老了的黄瓜，而是其外皮呈黄褐色，籽微酸，常用于炖汤或炒着吃，也可以凉拌、清炒、腌咸菜等。老黄瓜具有抗衰老、抗肿瘤、防酒精中毒、降血糖、减肥强体、健脑安神等功效。

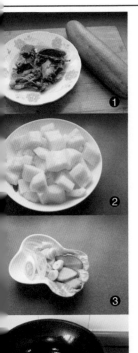

⊙主料

　烤鸭架 1 个（重约 150 克），老黄瓜 500 克

⊙配料

　大葱、生姜、大蒜各 5 克，黄酒 2 汤匙，盐 3/4 茶匙，胡椒粉 1/2
　茶匙，香菜 5 克，味精 1/4 茶匙

⊙制作

1. 烤鸭架切大块，老黄瓜洗净。
2. 老黄瓜去皮去籽后切大块。
3. 葱切碎，姜蒜切片。
4. 起油锅，油温升至四成热时放入葱姜蒜爆香。
5. 放入烤鸭架略炒。
6. 烹入黄酒，加入适量的清水。
7. 大火烧开，加盖转中火煮 20 分钟。
8. 放入老黄瓜块，煮 5 分钟，加入盐、味精、胡椒粉，撒入切成段
   的香菜即可。

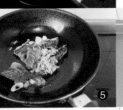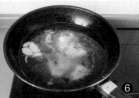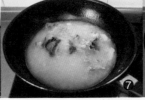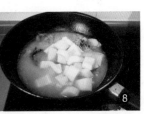

—— 蝶·儿·叮·嘱 ——

1. 熬制鸭架汤时火候不能太小，大火才能熬出奶白色的汤。
2. 老黄瓜切的块不能太小。

看着都凉快的清热降火菜

清热解毒

提高免疫力

这道菜用了紫色和绿色两种苦菊，吃起来清新爽口，搭配了醋、芥末两种调料，有助开胃，非常适合夏天食用。

食材解读

在酷热潮湿的夏季，人们容易心火旺盛，适当吃点苦味食物有助于降暑祛火，苦菊就属于这类食物。苦菊颜色碧绿，口感略苦，有清热解毒、消炎明目、增强机体免疫力的功效。苦菊最适合生吃，即可以凉拌或者洗净后直接蘸酱吃，也可以用炒、涮、做汤等方式烹制。

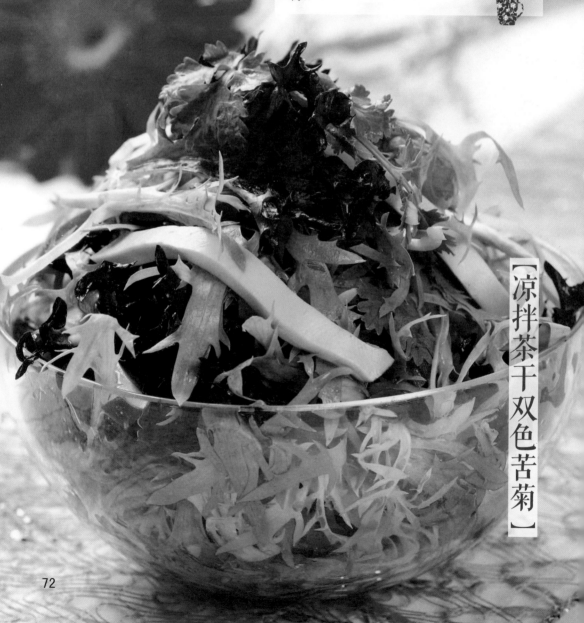

【凉拌茶干双色苦菊】

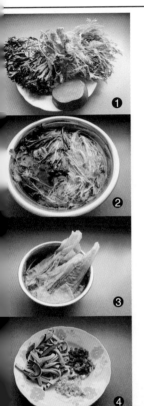

⊙主料

　　绿苦菊 50 克，紫苦菊 50 克，嫩莴笋叶 50 克，茶干 100 克，香菜 10 克

⊙配料

　　香葱 5 克，大蒜 5 克，盐 1/2 茶匙，白糖 1 茶匙，味精 1/4 茶匙，米醋 1 汤匙，生抽 2 茶匙，蚝油 1 汤匙，香油 1 茶匙，绿芥末适量

⊙制作

1. 把 2 种颜色的苦菊以及香菜洗净。
2. 2 种苦菊和香菜浸泡在冷水中 2 小时以上。
3. 嫩莴笋叶洗净，浸泡在冷水中 2 小时以上。
4. 茶干切丝，香葱切小粒，大蒜切末。
5. 除香葱、大蒜外所有配料放入小碗中，搅匀。
6. 把浸泡好的苦菊、香菜、莴笋叶沥净水分切大段后放入盆中。
7. 放入茶干、香葱和蒜末。
8. 倒入调匀的味汁拌匀即可装盘。

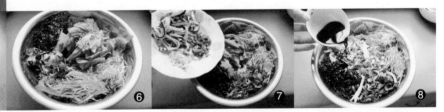

—— 蝶·儿·叮·嘱 ——

1. 所有的蔬菜经过冷水的浸泡后口感更脆爽，用冰块水浸泡更好。
2. 味汁一定要在菜上桌前浇入蔬菜中，这样蔬菜才不会软塌塌的。

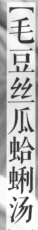

【毛豆丝瓜蛤蜊汤】

鲜掉眉毛的解暑海鲜汤

祛暑凉血
利尿消肿

新鲜的毛豆在夏季上市，颜色翠绿，看着都惹人喜爱，再配上花蛤、丝瓜同煮成海鲜汤，相当鲜美。

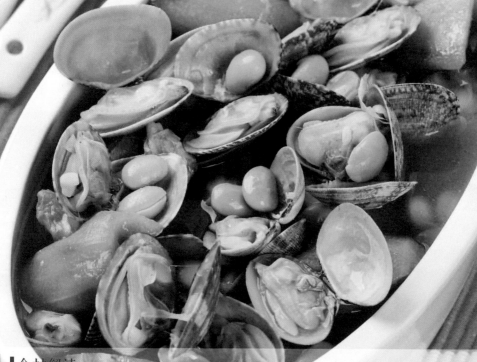

■食材解读

　　这道汤中的蛤蜊、丝瓜和毛豆都很适合夏天食用。蛤蜊具有高蛋白、高微量元素、高铁、高钙、少脂肪、低胆固醇的营养特点，有清心之功效。丝瓜性平，有清暑凉血、解毒通便、祛风化痰、润肌美容、通经络、行血脉、下乳汁等功效。毛豆具有健脾宽中、润燥消水、清热解毒、益气、养颜润肤之功效，可有效改善食欲不振、全身倦怠等病症。

▌制作过程

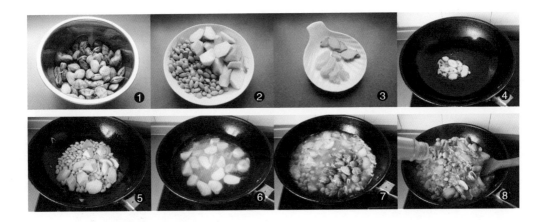

⊙主料

花蛤蜊 500 克，毛豆 100 克，丝瓜 200 克

⊙配料

大葱 3 克，生姜 3 克，盐 1/2 茶匙，胡椒粉 1/4 茶匙，味精 1/4 茶匙，料酒 1 茶匙

⊙制作

1. 蛤蜊洗净，沥干水分。
2. 丝瓜去皮切成滚刀块，毛豆洗净。
3. 大葱、生姜切片。
4. 锅烧热放入油，油温四成热时放入葱姜片爆香。
5. 放入毛豆和丝瓜略炒。
6. 加入适量的水和料酒。
7. 大火烧开 2 分钟，放入蛤蜊。
8. 开大火煮到蛤蜊开口，立即关火，放入盐、味精、胡椒粉调匀即可。

—— 蝶·儿·叮·嘱 ——

1. 丝瓜不要切成太薄的片，以免煮化。
2. 蛤蜊一定要开锅放入并且煮到蛤蜊开口后立即关火，这样味道才鲜嫩。如果煮的时间过长，蛤蜊肉会回缩得很厉害，吃起来口感也不好，像皮筋。
3. 蛤蜊吐沙窍门：把蛤蜊浸泡在盐水中，放入一把铁器，如铁的菜刀，可促进蛤蜊尽快吐出沙子。

安神润肺的快手时蔬菜

润肺清心
开胃安神

百合具有清心润肺、开胃安神的功效，芹菜属于凉性食材，有散热利湿的作用，两者都很适合在酷热难耐的夏天食用。

▌食材解读

夏天湿热，人容易心火旺盛，百合具有良好的营养滋补功效，其味甘、微苦、性平，入心肺经，常食用百合具有调中之功效，可止咳、止血。芹菜性凉味甘，具有散热、祛风利湿、健胃利血气、清肠利便、润肺止咳、降低血压、健脑镇静的作用，对高血压、血管硬化、神经衰弱等都有辅助治疗作用。

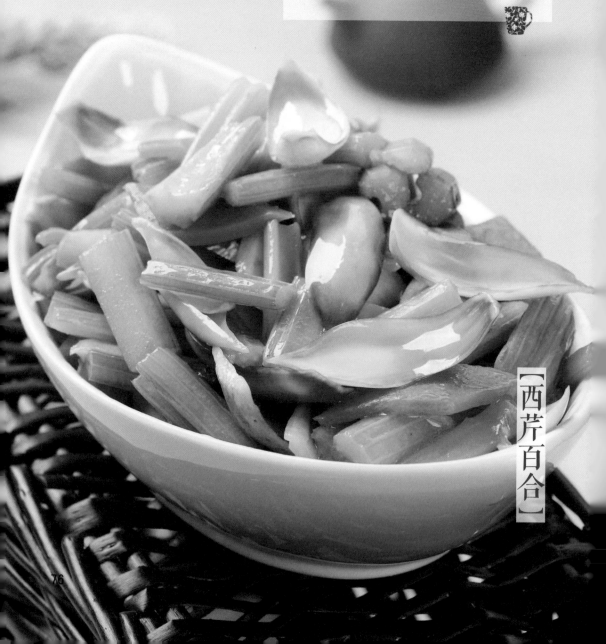

【西芹百合】

▌制作过程

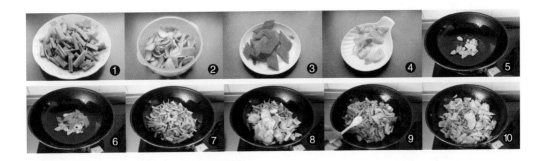

⊙主料

西芹 300 克，百合 15 克，胡萝卜 50 克

⊙配料

大葱 10 克，大蒜 5 克，盐 3/4 茶匙，白糖 1/4 茶匙，味精 1/4 茶匙

⊙制作

1. 西芹择去叶子，洗净切段。
2. 百合洗净瓣成片。
3. 胡萝卜去皮后切片。
4. 大葱切圈，大蒜切片。
5. 起油锅，油温升至四成热时，放入葱蒜爆香。
6. 放入胡萝卜略炒。
7. 放入西芹段炒至变色，至八成熟。
8. 关火后放入百合。
9. 加盐、白糖、味精。
10. 利用余温把百合炒熟即可出锅。

—— 蝶·儿·叮·嘱 ——

1. 百合在关火后再放入就不太容易变黑。新鲜的百合用过热的火力来炒容易变色，
   关火后可用余热继续制熟。
2. 西芹不要全炒熟，炒至八成熟时口感最脆爽。

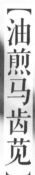

【油煎马齿苋】

记忆中儿时的美味野菜

清热利湿
解毒消肿

廉价的野菜通过适当的烹饪也能做出勾人食欲的菜肴。夏季，尽情享受大自然的馈赠吧。

▌蝶儿心路

马齿苋在田间地头随处可见，一般夏季采收。马齿苋在我家乡也叫蚂蚱菜，是我小时候常吃的野菜之一。马齿苋除了鲜食，还可以烫软后晒干，留作冬天包包子的馅料。

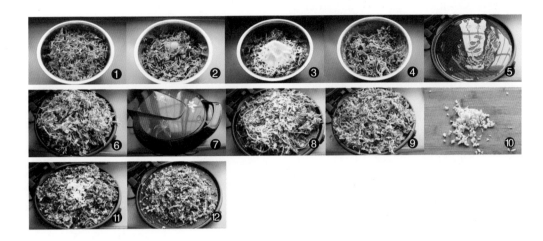

⊙主料

马齿苋 300 克，鸡蛋 1 个，面粉 150 克

⊙配料

盐 1 茶匙，白糖 1/2 茶匙，大蒜 20 克

⊙制作

1. 马齿苋择洗干净，沥干水分。
2. 把鸡蛋打入马齿苋中。
3. 筛入面粉，加入盐和白糖。
4. 用筷子搅拌均匀。
5. 电饼铛上下火预热，放入少许油铺满饼铛表面。
6. 放入拌好的马齿苋摊平。
7. 电饼铛加盖，煎 3 ～ 4 分钟。
8. 关闭上火，开盖。
9. 把煎过的马齿苋用筷子抖散，再煎 2 ～ 3 分钟，中途翻动 2 次。
10. 大蒜切碎。
11. 把大蒜碎放入电饼铛内。
12. 拌匀即可。

—— 蝶·儿·叮·嘱 ——

1. 一定要掐去马齿苋的老茎部，否则口感不好。
2. 煎制的过程中需时常翻动，这样受热才均匀。

香辣可口的快手小菜

香辣开胃
夏日必备

这道菜所用的卤豆皮是白卤，和酱红色的卤豆皮稍有不同，味道咸香、香辣开胃，很受大家喜爱。

【芝麻红油凉拌豆腐丝】

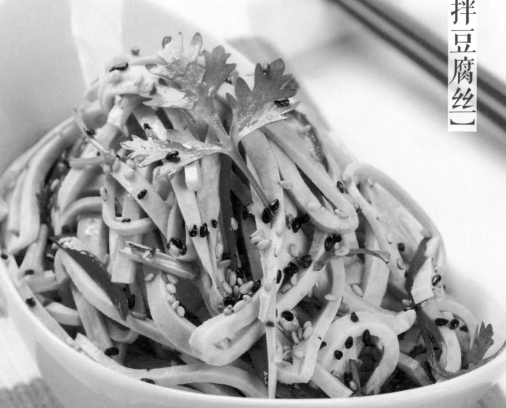

▌蝶儿心路

夏天，厨房里的温度有时会超过 30℃，多呆一会就全身湿透、汗流浃背，真是很遭罪。每当遇到这样的情况我都会选择开胃的快手菜，几分钟之内搞定，这道芝麻红油凉拌豆腐丝就是其中之一，香辣的口感特别受家人喜爱。

制作过程

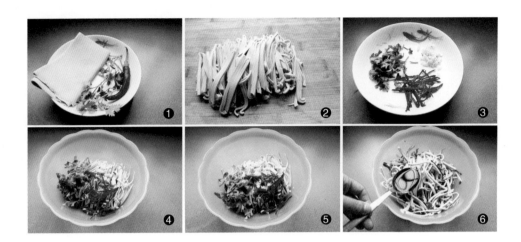

⊙主料

卤豆皮 200 克

⊙配料

香菜 5 克，大蒜 5 克，盐 1/2 茶匙，白糖 1/2 茶匙，味精 1/4 茶匙，辣椒红油 1 茶匙，熟黑白芝麻 1 茶匙，香油 1 茶匙，小红椒 10 克

⊙制作

1. 香菜和小红椒洗净。
2. 卤豆皮切成丝。
3. 香菜切段，大蒜切末，小红椒切丝。
4. 把卤豆皮、香菜、小红椒放入容器中。
5. 加入盐、白糖、味精和大蒜末。
6. 放入香油和辣椒红油拌匀，装盘后撒入熟黑白芝麻即可。

—— 蝶·儿·叮·嘱 ——

1. 小红椒先去籽再切丝。
2. 熟黑白芝麻要最后撒入，这样比较香。

清凉开胃的快手小吃

制作简单
营养丰富

谁都不想大热天在厨房挥汗如雨。这道小菜制作简单又开胃，非常适合夏天食用。

▌食材解读

凉皮做法多样，除了可以切条用调料拌着吃，还可以把蔬菜和调料卷在凉皮里制成凉皮卷用手拿着吃。再讲究一点的，可以把各种包裹蔬菜切丝，再配好调料汁放入冰箱冰镇，这样吃的时候清凉爽口，格外美味。

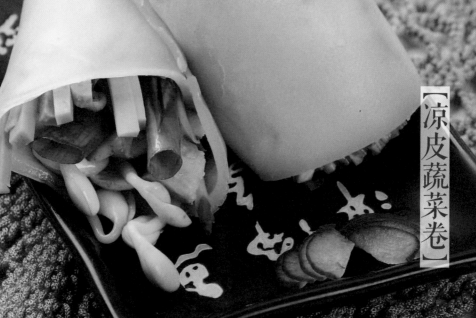

【凉皮蔬菜卷】

82

制作过程

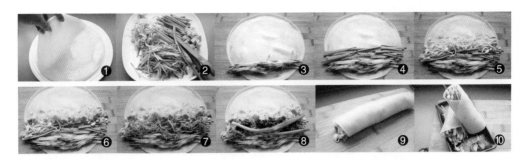

⊙主料

凉皮 3 张，黄瓜 100 克，萝卜丝咸菜 50 克，面筋 50 克，火腿肠 70 克，黄豆芽 100 克

⊙配料

炸肉酱 2 汤匙，小葱 30 克

⊙制作

1. 准备好凉皮。
2. 黄豆芽煮熟并挤干水分，黄瓜和火腿肠切丝，面筋切小块，小葱洗净。
3. 案板上铺一张凉皮。
4. 放入黄瓜丝和火腿肠丝。
5. 放入熟黄豆芽。
6. 加几块面筋。
7. 放入萝卜丝咸菜，铺匀。
8. 放入炸肉酱和小葱。
9. 将凉皮卷起。
10. 用刀切成 2 段即可。

—— 蝶·儿·叮·嘱 ——

1. 凉皮一定要用当天制作的，隔夜凉皮在卷制的时候容易破。
2. 喜欢吃辣的可以再加点辣酱，更加开胃。
3. 这道凉皮卷里面没放调味汁，而是用咸菜丝和炸酱调味。这样制作出来的凉皮卷除了现吃还可以携带出游，如果是加了汤汁的凉皮就容易粉碎。
4. 这道小吃所用的凉皮是我自己所制，500 克面粉大概做了 20 张凉皮。想省时省事一点的，不妨从超市或者摊贩处直接购买凉皮。

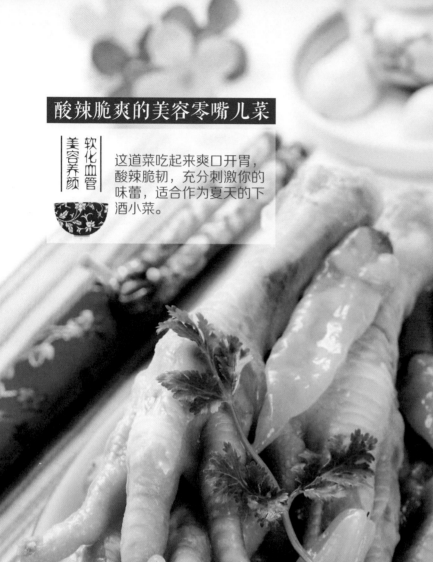

酸辣脆爽的美容零嘴儿菜

软化血管
美容养颜

这道菜吃起来爽口开胃，酸辣脆韧，充分刺激你的味蕾，适合作为夏天的下酒小菜。

【爽口开胃的泡椒凤爪】

▌蝶儿心路

　　超市有卖真空包装的泡椒凤爪，颜色雪白，应该是用了不少添加剂。我自己做的泡椒凤爪颜色微黄，吃起来辣味也没那么凌厉，恰到好处。这道菜可以一次多做一点，密封好放到冰箱里冷藏保存，随吃随取，方便省事。

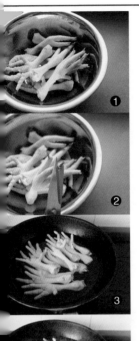

⊙ 主料

　　鸡爪 500 克，水 1500 克，野山椒 100 克，野山椒汁 200 克

⊙ 配料

　　生姜 4 片，白醋 2 茶匙，黄酒 1 汤匙

⊙ 制作

1. 鸡爪洗净。
2. 用剪刀剪去鸡爪上的指甲。
3. 把鸡爪放入加了水的锅内。
4. 大火烧开焯烫至血沫浮起，捞出洗净。
5. 另起锅放入 1500 克水，再加入黄酒、生姜、鸡爪。
6. 大火烧开，加盖，转小火煮。
7. 15 分钟后把煮好的鸡爪捞出，立即过凉。
8. 鸡爪沥干水分放入大碗中，再放入野山椒、野山椒汁、白醋拌匀，密封后入冰箱冷藏 2 ～ 3 小时即可食用。

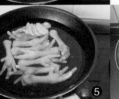
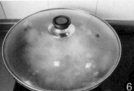
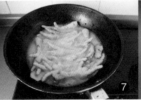
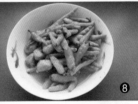

—— 蝶 · 儿 · 叮 · 嘱 ——

1. 鸡爪在煮之前最好剪去指甲，看起来美观，吃起来又不会扎嘴。
2. 煮好的鸡爪立即过凉，口感更爽脆。
3. 煮过鸡爪的汤可进一步收汁后冷却做成鸡爪冻，也可以做凉拌菜或包子馅。
4. 鸡爪多皮、筋，胶质多，适合用煮汤、卤、酱等方式烹调。

自家出产的街头名小吃

夏天最爱 酸酸辣辣

凉粉最简单的吃法就是凉拌，切好后加喜欢的调料一拌即可，非常快捷。汤汁调成酸酸辣辣的，加酱油、醋、蒜末、香菜等，吃起来特别开胃，颜色也好看。

▌食材解读

凉粉是一道常见的有名小吃，色泽洁白、晶莹剔透、嫩滑爽口。有诗赞之："冰镇刮条漏鱼穿，晶莹沁齿有余寒。味调浓淡随君意，只管凉来不管酸。"凉粉有很多种类，有绿豆凉粉、豌豆凉粉、地瓜凉粉、海草凉粉、米凉粉等，以制作原料的不同而味道各异。

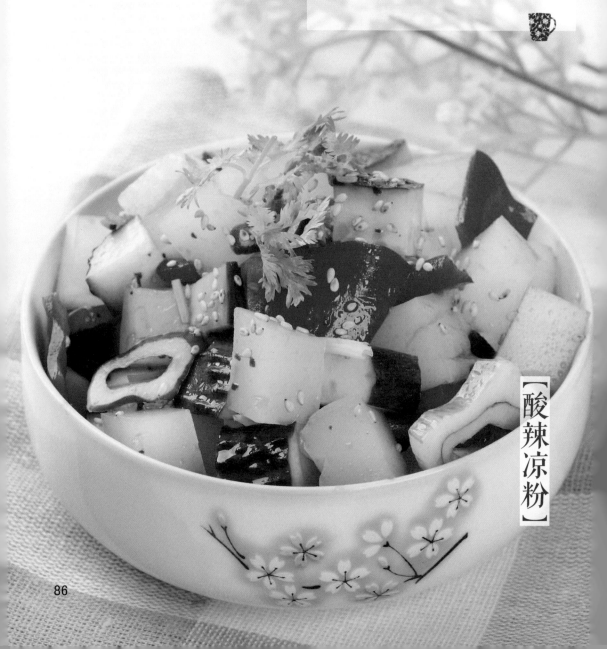

【酸辣凉粉】

制作过程

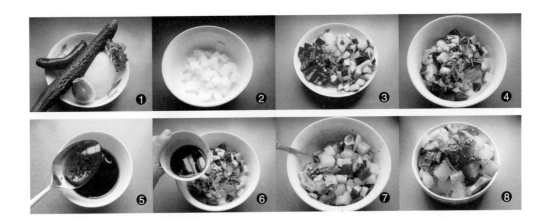

⊙主料

凉粉 250 克，黄瓜 100 克，洋葱 30 克，红椒 30 克，香菜 5 克

⊙配料

盐 3/4 茶匙，白糖 1/2 茶匙，生抽 1 茶匙，陈醋 1 汤匙，味精 1/4 茶匙，
香油 1 茶匙，辣椒油 1 汤匙，熟芝麻 1 茶匙

⊙制作

1. 凉粉、黄瓜、红椒、洋葱、香菜洗净。
2. 凉粉切成块。
3. 红椒、洋葱切片，黄瓜切丁，香菜切段。
4. 凉粉和其他主料放在大碗中。
5. 生抽、陈醋、盐、白糖、味精、香油放入小碗中，再放入辣椒油调匀。
6. 把调好的味汁倒入大碗中。
7. 搅拌均匀。
8. 撒入香菜段、熟芝麻即可。

—— 蝶·儿·叮·嘱 ——

1. 凉粉切成 1 厘米见方即可。
2. 味汁中还可以根据各人喜好加入大蒜末、芥末等其他调味料。

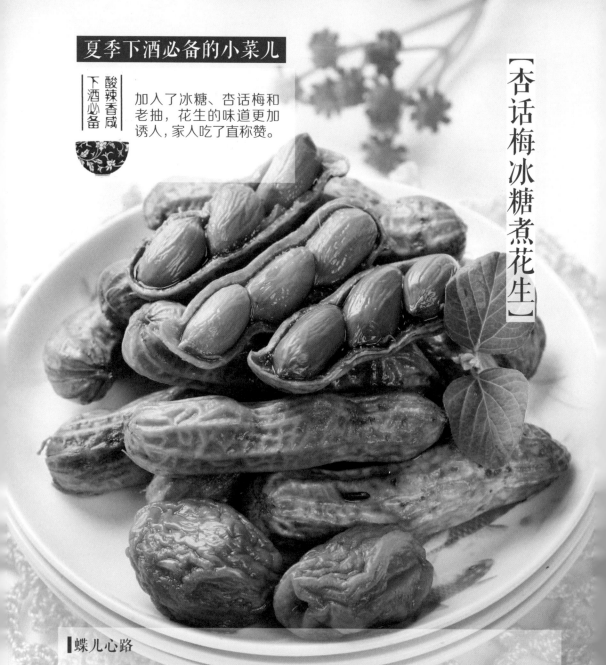

夏季下酒必备的小菜儿

酸辣香咸
下酒必备

加入了冰糖、杏话梅和老抽，花生的味道更加诱人，家人吃了直称赞。

【杏话梅冰糖煮花生】

┃蝶儿心路

　　这道菜在饭店的上桌率也非常高。记得小时候，姥爷在夏日夜晚坐在桌前摇着大蒲扇，一碟煮花生，一两个切好的咸鸭蛋，有时再来点酱肉，就着这些下酒菜，他能和家人或朋友喝好几个小时。我那时小，总会转到桌前抓几粒花生来吃，特别香甜，尽管它只是用盐水煮过而已。

▎制作过程

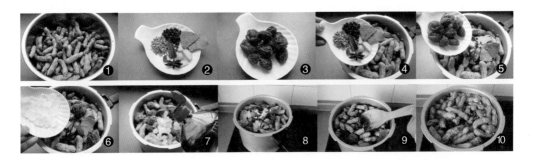

⊙主料

　　鲜花生 750 克，杏话梅 80 克，冰糖 50 克

⊙配料

　　盐 1 汤匙，老抽 1 汤匙，八角 1 个，桂皮 3 克，小茴香籽 1 茶匙，花椒 1 茶匙，生姜 5 克，香叶 3 片

⊙制作

1. 鲜花生洗净泥沙，沥干水分。
2. 准备好配料，生姜切片。
3. 杏话梅冲洗一遍。
4. 把洗净的鲜花生放入锅内，再放入花椒、小茴香籽、桂皮、八角、香叶、生姜片。
5. 放入杏话梅。
6. 放入冰糖。
7. 加入老抽、盐。
8. 锅内加入适量的水没过花生，把锅放到炉子上。
9. 搅拌一下，使调料均匀。
10. 用大火烧开后转小火煮 15 分钟，关火后再浸泡 3 ～ 4 小时即可。

———— 蝶·儿·叮·嘱 ————

1. 新鲜的花生壳通常藏有很多泥沙，浸泡 10 分钟后更易洗干净。
2. 煮好的花生不要立即拿出来，浸泡几小时后汤汁会渗透到花生壳中，吃起来更入味。
3. 可以把煮好的花生放入冰箱冷藏后食用，口感更爽脆。
4. 买的杏话梅看起来像杏干，吃起来味道酸甜还略带咸味。

消暑利湿的好味道减肥茶

清痘祛火 夏日常备

薏仁茶制作简单，有美白润肤、养发、去脂减肥、消暑利湿的功效，是减肥人士的饮用佳品。

【薏仁茶】

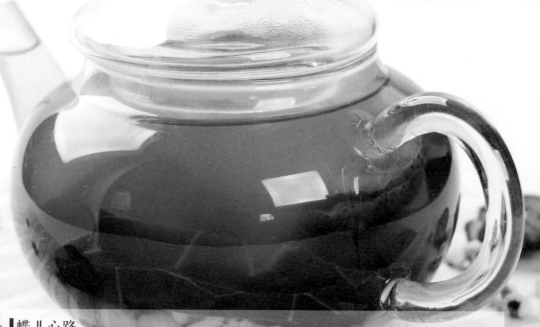

▌蝶儿心路

薏仁又名薏苡仁、苡米、苡仁、薏米仁，性味甘淡微寒，有利水消肿、健脾去湿、舒筋除痹、清热排脓等功效，薏仁还具有祛湿、下火、祛痘，使皮肤光滑，减少皱纹，消除色素斑点的功效，能促进体内血液和水分的新陈代谢，也被当做节食减肥食品。荷叶味苦辛微涩、性凉，归心、肝、脾经，清香升散，具有消暑利湿、健脾升阳、散瘀止血的功效，可降血压、降脂、减肥。山楂具有防癌、抗癌、防治心血管疾病、降低血压和胆固醇、软化血管、活血化淤、开胃消食及利尿和镇静作用。煮好的薏仁茶既可以现喝也可以过滤后放入冰箱冷藏后再饮用。我做的分量足够喝 10 次，每天 2 次即可。

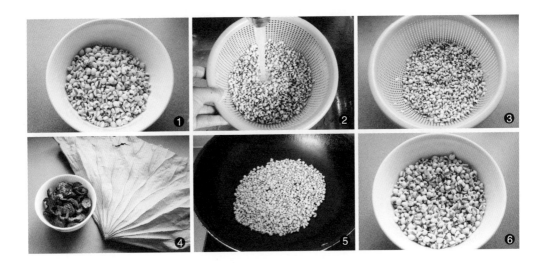

⊙主料

薏米仁 100 克，干荷叶 25 克，干山楂片 50 克

⊙配料

水 3000 克

⊙制作

1. 准备好薏米仁，拣去杂质。
2. 薏米仁用水冲洗干净。
3. 沥干水分。
4. 准备好荷叶和干山楂片。
5. 锅烧热，放入薏米仁小火炒至微黄且散发出米香。

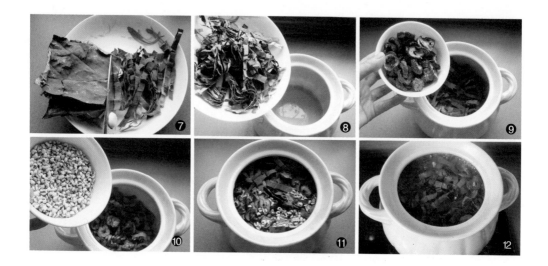

⊙制作

5. 锅烧热，放入薏米仁小火炒至微黄且散发出米香。
6. 盛出晾凉。
7. 干荷叶洗净，用剪刀剪成条。
8. 把荷叶放入砂锅内。
9. 放入洗净的干山楂片。
10. 放入炒好的薏米仁。
11. 加入水。
12. 大火烧开，转小火炖煮 20 分钟即可。

—— 蝶·儿·叮·嘱 ——

1. 如果用新鲜的荷叶就需要 100 克的量。
2. 薏米仁先炒再煮有利于消化。
3. 喝的时候可以挑出荷叶和山楂片，然后连同薏米仁一同食用。
4. 过滤出的汤汁冷却后放入冰箱，冷藏后饮用，味道更佳。

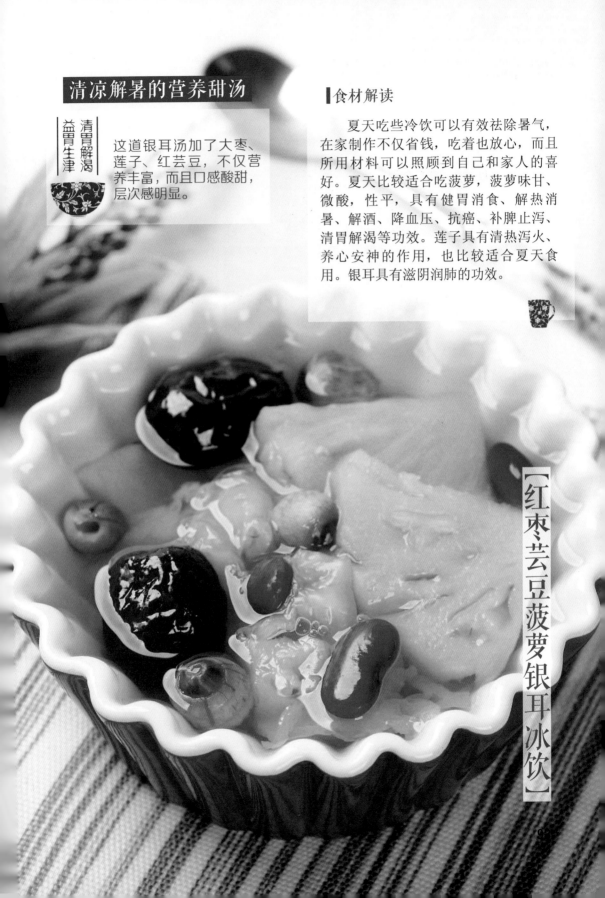

清凉解暑的营养甜汤

清胃解渴
益胃生津

这道银耳汤加了大枣、莲子、红芸豆，不仅营养丰富，而且口感酸甜，层次感明显。

食材解读

夏天吃些冷饮可以有效祛除暑气，在家制作不仅省钱，吃着也放心，而且所用材料可以照顾到自己和家人的喜好。夏天比较适合吃菠萝，菠萝味甘、微酸，性平，具有健胃消食、解热消暑、解酒、降血压、抗癌、补脾止泻、清胃解渴等功效。莲子具有清热泻火、养心安神的作用，也比较适合夏天食用。银耳具有滋阴润肺的功效。

【红枣芸豆菠萝银耳冰饮】

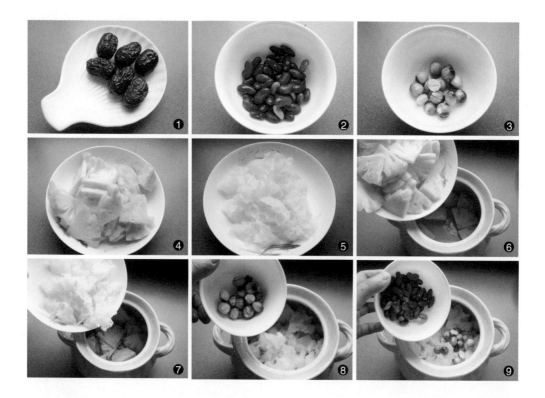

⊙主料

菠萝 450 克，人枣 30 克，红芸豆 15 克，水发银耳 150 克，水发红莲子 30 克

⊙配料

冰糖 100 克

⊙制作

1. 准备好大枣。
2. 红芸豆用清水完全泡发。
3. 水发红莲子用水洗净。
4. 菠萝切片。
5. 水发银耳去掉底部黄色的根，撕成小朵。
6. 把菠萝放入汤煲中。
7. 加入银耳。
8. 放入红莲子。
9. 把红芸豆也放进去。

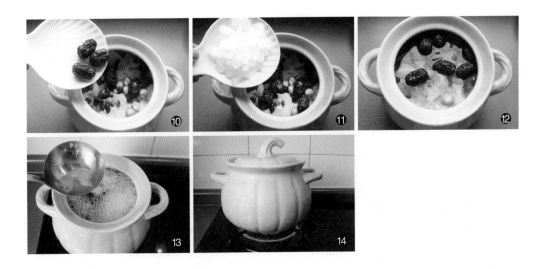

⊙制作

10. 放入大枣。

11. 加入冰糖。

12. 汤煲中加入足量的水。

13. 大火烧开 2 分钟,撇去浮沫。

14. 加盖,用小火炖煮 1.5～2 小时,关火冷却后倒入保鲜盒密封,放入冰箱冷藏 2～3 小时即可食用。

—— 蝶·儿·叮·嘱 ——

1. 莲子和红芸豆要提前泡发。

2. 汤煲中的水要一次加足,中间不可再加。

3. 撇掉浮沫后熬出的汤会更清澈。

4. 冷藏后的甜汤清凉甘甜,非常爽口。

增强记忆力的美味鱼头

软化血管
降压降脂

因为添加了大量的蒜瓣，这道菜吃起来格外的香，蒜瓣入了味，简直比鱼头还好吃。这道菜味道浓郁、鲜香可口，用来搭配米饭或做下酒菜都很合适。

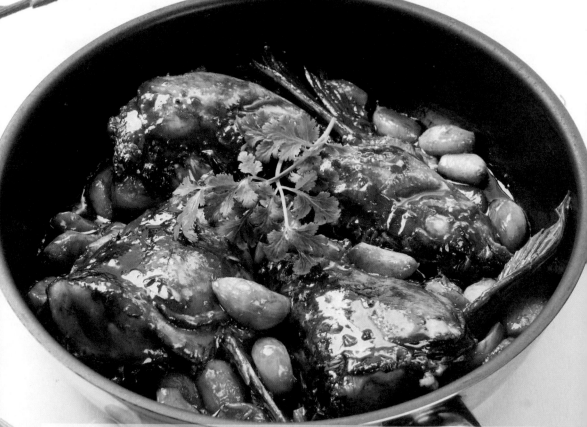

食材解读

夏季人体出汗比较多，新陈代谢也快，需要适当补充优质蛋白质和身体所流失的营养。鱼头肉质细嫩，含有丰富的蛋白质以及脂肪、钙、磷、铁、维生素B_1等营养素，它还含有鱼肉中所缺乏的卵磷脂和不饱和脂肪酸，可增强记忆、清理和软化血管、降血脂。熟的大蒜具有增强免疫系统机能，降压、降脂、预防中风和改善内分泌、降低血糖的功效。

制作过程

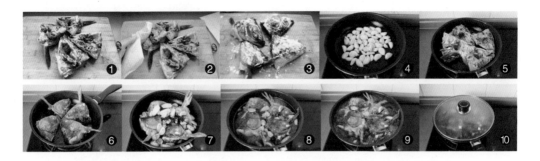

⊙ 主料

草鱼头 2 个，大蒜瓣 150 克

⊙ 配料

盐 1 茶匙，生抽 2 茶匙，老抽 1 茶匙，白糖 1 茶匙，陈醋 2 茶匙，生姜 10 克，
干淀粉 2 汤匙，蚝油 1 汤匙，黄酒 2 汤匙

⊙ 制作

1. 先把鱼头从中间对半劈开。
2. 用厨房纸巾把鱼头表面的水分吸干。
3. 鱼头表面拍一层干淀粉。
4. 平底锅烧热，加入适量油，放入大蒜瓣煎至表面微黄盛出。
5. 锅内放入鱼头，先煎带皮的部分。
6. 一面煎上色后翻过来将另一面也煎至上色。
7. 放入煎过的蒜瓣，加入盐、生抽、老抽、蚝油、白糖、黄酒、陈醋、生姜。
8. 加入适量的水。
9. 大火烧开。
10. 加盖，转小火炖煮 20 分钟左右至锅内汤汁浓稠。

———— 蝶·儿·叮·嘱 ————

1. 鱼头用厨房纸巾吸去表面水分后更易拍上淀粉，煎的时候也不容易溅油。
2. 大蒜瓣先煎后炖，味道更香。
3. 也可以选用花鲢（胖头鱼）的鱼头来制作这道菜。

水果与海鲜的激情碰撞

降压降脂
润肺解毒

火龙果是水果中的君子，它不会喧宾夺主，抢夺其他食材的味道，本身有淡淡的甜味，比较适合搭配海鲜食用。

▌食材解读

夏季缤纷美味的水果大量上市，酸爽的、香甜的，口味各异。水果除了可以直接食用，还可以用来做菜，自古就有水果入馔之说，《黄帝内经·素问》中说："五谷为养，五果为助，五畜为益，五菜为充。"我觉得要根据水果的口感和质感来选择搭配的食材，比如水果和海虾一同烹调不仅口感清爽，还兼具减肥、抗衰老、美容养颜的功效，可谓是一举多得。

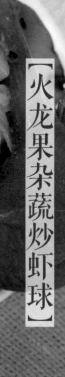

【火龙果杂蔬炒虾球】

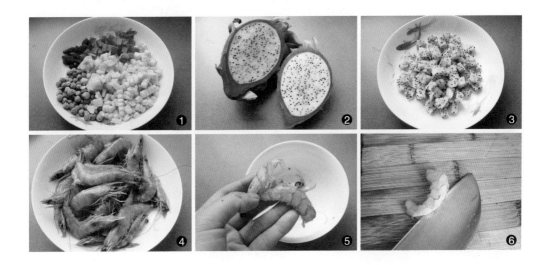

⊙主料

　火龙果 1 个（约 500 克），鲜虾 250 克，甜玉米粒 80 克，青豌豆 20 克，冬笋 30 克，胡萝卜 30 克，水发枸杞 5 克

⊙配料

　大葱 5 克，黄酒 2 茶匙，盐 3/4 茶匙，白糖 1/2 茶匙，胡椒粉 1/4 茶匙，味精 1/4 茶匙，干淀粉 1 茶匙

⊙制作

1. 胡萝卜去皮切粒，冬笋切粒。
2. 火龙果从 1/3 处切开，用小刀在果肉边缘划一圈取出果肉。
3. 火龙果肉切丁。
4. 鲜虾洗净。
5. 用手揪去虾头，剥掉外壳。
6. 在虾背处划一刀，刀口深至虾的 2/3，去掉虾线。

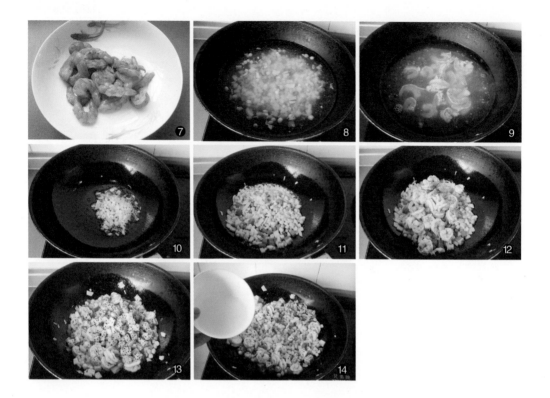

⊙制作

7. 依次处理好所有鲜虾。

8. 锅内加水烧开，放入胡萝卜、甜玉米粒、青豌豆、冬笋焯烫2分钟，捞出过凉。

9. 放入剥好的虾仁和1茶匙黄酒，焯烫至虾肉打卷捞出。

10. 另起油锅，爆香切成末的大葱。

11. 放入杂蔬粒，略炒。

12. 放入焯烫好的虾仁。

13. 放入火龙果，加盐、糖、胡椒粉和剩余的黄酒，炒匀。

14. 倒入用水调匀的干淀粉和味精，快速炒匀出锅。

—— 蝶·儿·叮·嘱 ——

1. 火龙果一定要最后放，这样口感和品相较好。

2. 虾仁只要焯烫至七成熟即可。

3. 海鲜类的食材需要大火快炒，切忌炒制时间过长。

4. 这道菜不需要加太多油，清淡为宜。

脆爽开胃的酸辣凉拌菜

酸酸辣辣 可口开胃

凉拌黄瓜虽然是一道很普通的家常菜，但是要做得开胃、可口还是需要一点点的技巧。黄瓜加上烤过的油条，吃起来脆中带软，咬一口都能滋出汁来，感觉很奇妙。

▌食材解读

黄瓜之所以先用刀背拍过是为了使料汁能更容易渗透其中，入味更快。如果你有什么不开心的事情，就把胳膊抡圆了拿刀使劲拍，或许能舒缓你内心的不快。

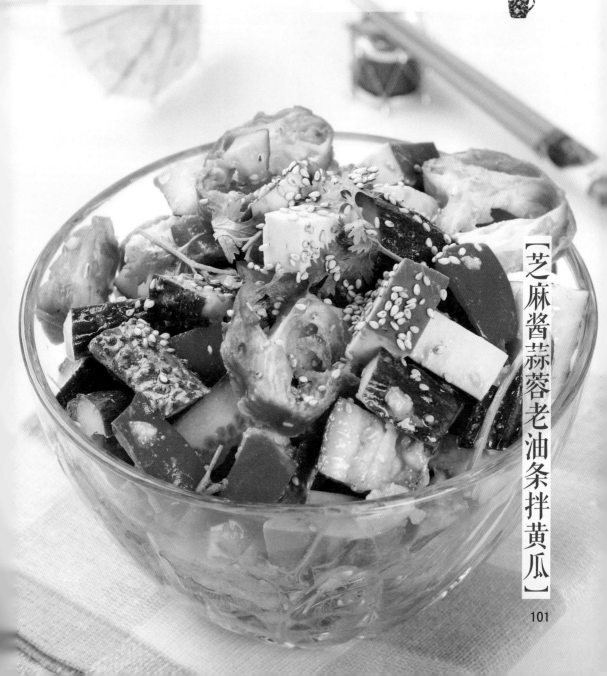

【芝麻酱蒜蓉老油条拌黄瓜】

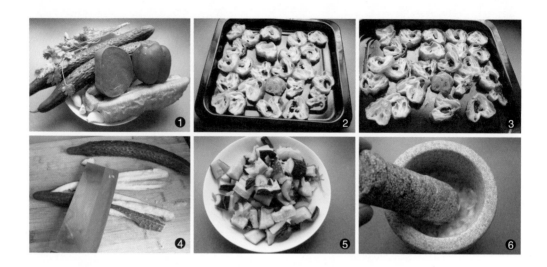

⊙主料

黄瓜 400 克，油条 100 克，豆腐香干 100 克，红椒 30 克，香菜 10 克，熟芝麻 1 茶匙

⊙配料

芝麻酱 1 汤匙，大蒜 15 克，陈醋 1 汤匙，生抽 1 汤匙，盐 3/4 茶匙，白糖 1/2 茶匙，味精 1/4 茶匙，香油 1 茶匙

⊙制作

1. 黄瓜、红椒、香菜洗净。
2. 油条切厚片放入烤盘中。
3. 油条入烤箱，上下火 180℃烤七八分钟。
4. 黄瓜放在案板上，用刀面拍碎。
5. 将拍碎的黄瓜切成段。
6. 大蒜放入蒜臼中，加入 1/4 茶匙盐捣成蒜泥。

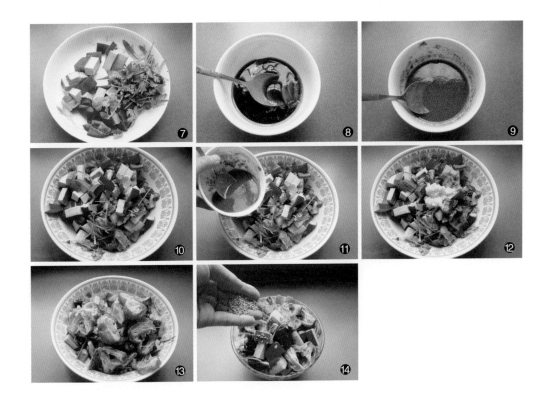

⊙制作

7. 豆腐香干切块，红椒切片，香菜切段。
8. 除大蒜外，把剩余的盐及所有调料放入小碗中。
9. 搅拌均匀成为料汁。
10. 把黄瓜、豆腐香干、香菜、红椒放入容器中。
11. 倒入料汁拌匀。
12. 放入蒜泥拌匀。
13. 放入烤过的油条，搅拌均匀。
14. 表面撒入白芝麻即可。

—— 蝶·儿·叮·嘱 ——

1. 油条一定要烤过，这样口感才香脆。
2. 拌的时候油条要临上桌前放入拌匀，不然油条会软掉。
3. 大蒜要捣成泥而不是切成末，这样味道才足。

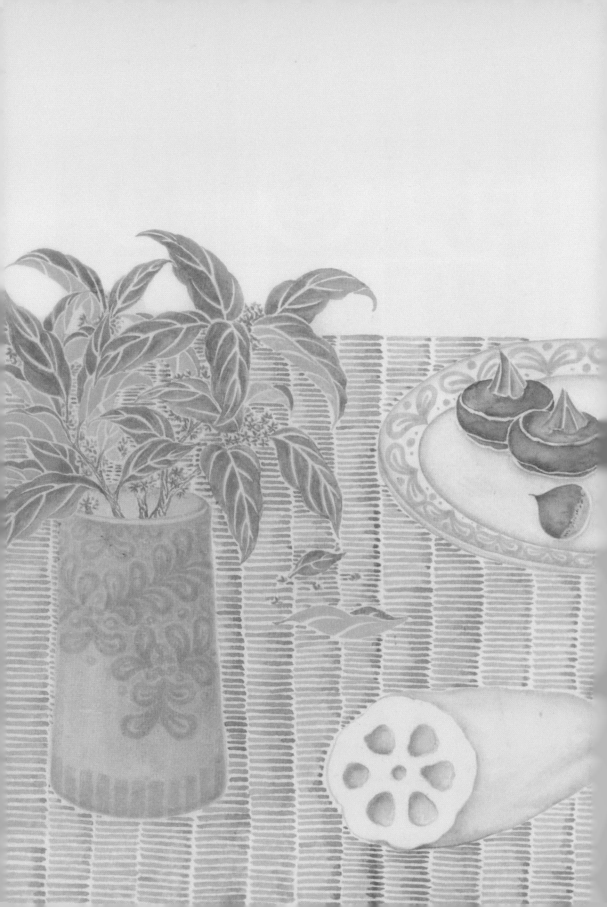

❸ 秋之韵

俗话说「一夏无病三分虚」，立秋过后气温逐渐转凉，人很容易出现倦怠、乏力等症状。根据中医理论「春夏养阳，秋冬养阴」的原则，此时进补十分有利，民间也有「贴秋膘」之说。

秋天要注意养肺，食补以滋阴润燥为主，蝶儿认为可多吃以下食物：白萝卜、白梨、藕、银耳、豆腐、核桃、蜂蜜、糯米、粳米、豆芽、甘蔗、荸荠、栗子、乌骨鸡、猪肺、芝麻、燕窝等，以起到滋阴、润肺、养血的作用，还可以多吃些酸味食物，以补肝气，如苹果、石榴、葡萄、芒果、柚子、柠檬、山楂、猕猴桃等。

秋天还应该多吃鱼。若担心大量进补导致肥胖，鱼肉便是不错的选择。秋季也是鱼的捕捞收获季，这时的鱼体肥肉嫩、味道鲜美。鱼肉蛋白质含量高、脂肪含量低，所含脂肪酸有降糖、护心和防癌的作用，鱼肉中的维生素D、钙、磷能有效预防骨质疏松症。

大闸蟹的另一种美味吃法

养筋益气
理胃消食

自己在家也能做出饭店的保留菜，稍稍花点心思，就可以令家人吃得健康、幸福、美味。

【冬瓜蟹粉丸子汤】

▎蝶儿心路

　　秋天天气渐渐转凉。天冷就想吃点热的食物，特别是汤汤水水。有一次我在回家路上买了冬瓜，恰好家里还有新鲜的大闸蟹和肉馅，于是决定做这道冬瓜蟹粉丸子汤。

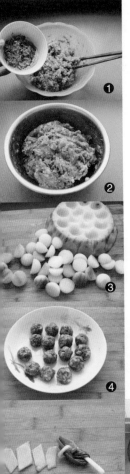

⊙主料

　冬瓜 800 克，猪肉馅 130 克，母大闸蟹 1 只（约 120 克）

⊙配料

　蟹油 2 汤匙，猪油 2 茶匙，盐 1 茶匙，白糖 1/2 茶匙，胡椒粉 1/2 茶匙，味精 1/4 茶匙，香葱 10 克，生姜 10 克，黄酒 1 汤匙，生抽 1 茶匙，米醋 2 茶匙

⊙制作

1. 大闸蟹蒸熟后拆出蟹肉和蟹黄；锅烧热后放入猪油，再放入 2 克切成末的香葱和 2 克生姜炒香，放入蟹肉和蟹黄，烹入 1 茶匙黄酒炒出蟹油，出锅晾凉；猪肉馅中加入 3 克香葱末、3 克生姜末、1 茶匙生抽、1 茶匙黄酒、1/4 茶匙盐，拌匀，再放入炒好的蟹粉。
2. 搅拌均匀。
3. 冬瓜去皮后用挖球器挖出一个个球形。
4. 猪肉馅团成丸子形状。
5. 剩余的生姜切片，香葱打结。
6. 锅烧热后放入蟹油，再放入姜片和香葱结爆香。
7. 放入冬瓜球略炒。
8. 锅内加水再加剩余的盐和黄酒、白糖，大火烧开后逐个放入肉丸子，小火煮 3 分钟，捞出葱、姜，加米醋、胡椒粉和味精调匀即可。

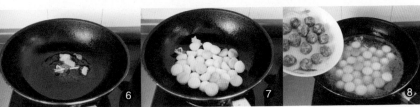

——— 蝶·儿·叮·嘱 ———

1. 肉丸子提前团好，一起下锅。
2. 汤中加了米醋可以开胃解腻。

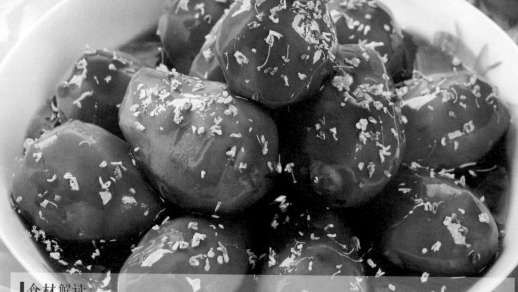

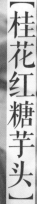
【桂花红糖芋头】

香甜有味的港式甜品

补血益气
健脾暖胃

用芋头来做这道经典的港式甜品再合适不过了。芋头绵软细致，红糖甜味醇厚，加上淡淡的桂花香气，吃一口真是甜到心里。

▌食材解读

　　芋头又称芋艿，口感细软，绵甜香糯，营养价值近似于土豆但不含龙葵素，易于消化而不会引起中毒，是一种较好的碱性食物。芋头具有宽肠、通便、解毒、补中益肝肾、消肿止痛、益胃健脾、散结、调节中气、化痰等功效。

　　红糖除具备糖的功能外，还含有维生素和微量元素，如铁、锌、锰、铬等，营养成分比白砂糖高很多。红糖具有益气补血、健脾暖胃、缓中止痛、活血化淤的作用。

　　桂花具有生津健胃、助消化、活血益气、化痰、止咳的功效。

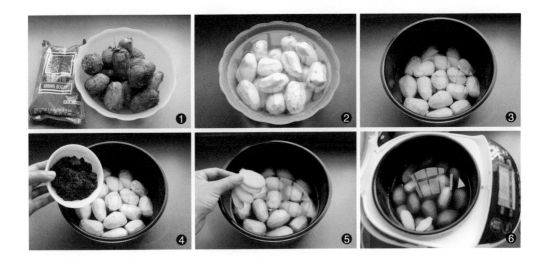

⊙主料

　芋头 800 克，红糖 100 克，桂花 1 汤匙

⊙配料

　盐 1/4 茶匙，生姜 10 克，干淀粉 2 茶匙

⊙制作

　1. 芋头、红糖备好。
　2. 芋头去皮后洗净放入水中。
　3. 把削好皮的芋头放入电饭锅内胆中，加适量水没过芋头。
　4. 放入红糖和盐。
　5. 放入切成片的生姜。
　6. 把电饭锅内胆放入电饭锅内。

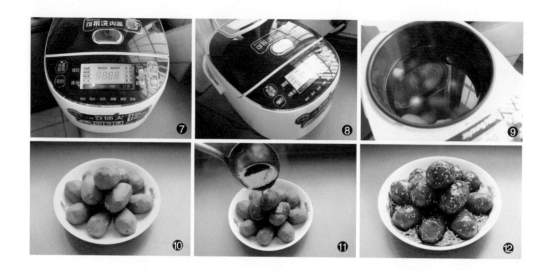

⊙制作

7. 加盖后选择"汤／粥"程序。

8. 开始执行，大约经过 90 分钟程序结束。

9. 开盖。

10. 把芋头捞出来装盘。

11. 剩余的汤汁选择煮饭程序继续煮，再加桂花和稀释的淀粉勾芡，浇到芋头上。

12. 撒一些干桂花点缀即可。

—— 蝶·儿·叮·嘱 ——

1. 每削好一个芋头就马上放入水中浸泡，以免芋头氧化变色。

2. 建议用电饭煲或者高压锅来煮芋头，容易煮软。

3. 煮好芋头的汤汁可以直接浇到芋头上，也可以不加淀粉熬至浓稠再淋到芋头上。

多种食材搭配出的营养菜

润燥滑肠
清热除烦

菠菜所含的粗纤维有助消化和排毒，而秋天的菠菜与春天相比多了份醇厚与粗犷。

【宽粉花生米炒菠菜】

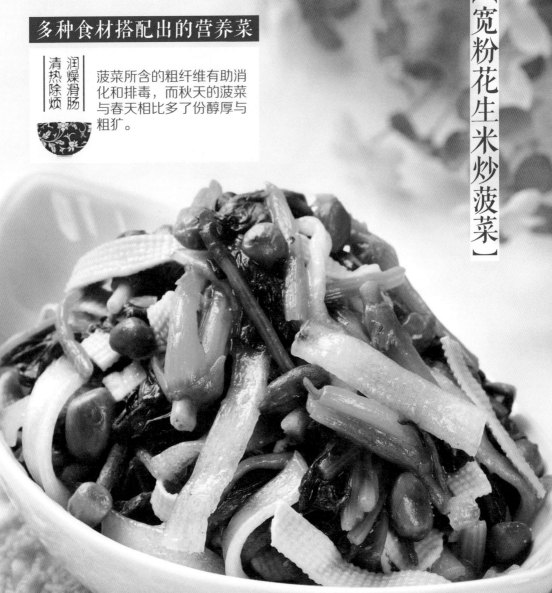

▌食材解读

　　在秋季吃菠菜有很多益处。菠菜中含有大量的植物纤维，能帮助胃肠道蠕动，并促进胃和胰腺分泌，有利于食物消化吸收。特别是吃了油腻食物后食用菠菜，在促进消化和排便的同时还可去火、除燥。菠菜吃法很多，可以凉拌、炒、做汤，还可以用来做饼。

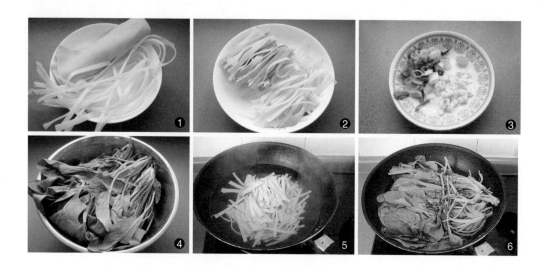

⊙主料

菠菜 400 克，水发宽粉条 100 克，豆腐皮 100 克，熟花生米 30 克

⊙配料

香葱 3 克，大蒜 3 克，盐 3/4 茶匙，白糖 1/2 茶匙，味精 1/4 茶匙，干淀粉 2 茶匙

⊙制作

1. 豆腐皮和水发宽粉条备好。
2. 豆腐皮切条，水发宽粉条切段。
3. 香葱切粒，大蒜切末。
4. 菠菜洗净，沥干水分。
5. 锅内加水烧开，放入豆腐皮和宽粉条焯烫 2～3 分钟，捞出。
6. 放入菠菜焯烫至变色。

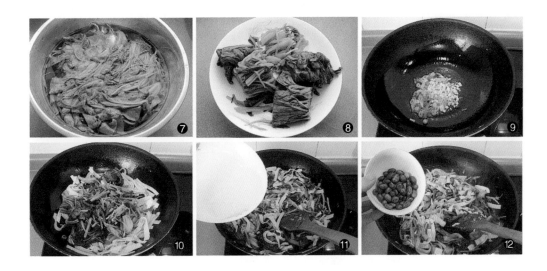

⊙制作

7. 捞出菠菜立即放入冷水中降温。
8. 菠菜挤干水分,切成段。
9. 起油锅,爆香葱和蒜。
10. 放入豆腐皮、宽粉条、菠菜,加盐、糖略炒。
11. 干淀粉和味精加水稀释成淀粉水,淋入锅内,快速炒匀。
12. 放入熟花生米炒匀即可出锅。

—— 蝶·儿·叮·嘱 ——

1.菠菜一定要先焯水再烹饪,焯水可去除菠菜的草酸和涩味。
2.这道菜需要大火快炒,勾薄欠。
3.花生米需要最后放入,保持口感酥脆。
4.吃菠菜别去根,菠菜根营养丰富,含有纤维素、维生素和矿物质。

怀念老上海的味道

滋阴润燥 益精补血

经过长时间的炖煮，排骨吃起来咸中带甜、酥软鲜香，浓稠的肉汁还可以用来拌米饭。

▌食材解读

秋天就要多吃些肉类补充因夏季酷热造成的人体营养摄入不足。天凉后胃口转好，这道红烧排骨正适合拿来"贴秋膘"。

排骨含有人体生理活动所必需的优质蛋白质、脂肪，尤其是丰富的钙质可保护骨骼健康。猪排骨具有滋阴润燥、益精补血的功效，适合气血不足、阴虚纳差者食用。

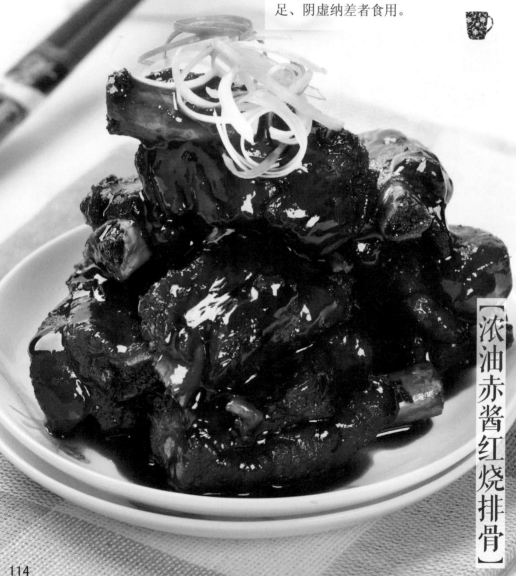

【浓油赤酱红烧排骨】

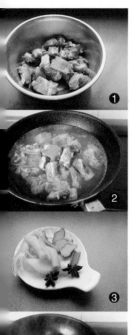

❶

❷

❸

❹

⊙主料

　猪肋排 1000 克

⊙配料

　白糖 30 克，盐 2 茶匙，冰糖 30 克，老抽 1 茶匙，八角 2 个，桂皮 3
　克，大葱 10 克，生姜 10 克，黄酒 2 汤匙

⊙制作

1. 猪肋排切小块，洗净。
2. 排骨放入凉水锅内大火烧开，煮至血沫浮起，捞出洗净。
3. 生姜切片，大葱切段。
4. 起油锅，放入白糖，小火炒至溶化且呈咖啡色鱼眼泡状。
5. 放入排骨，加老抽炒至排骨上色，烹入黄酒，再放入葱姜、八角、
　 桂皮略炒。
6. 锅内加水没过排骨，再放入盐大火烧开 3 分钟。
7. 加盖，转小火炖煮 1 小时。
8. 放入冰糖，开大火收汁，锅内汤汁浓稠时即可出锅。

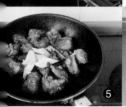

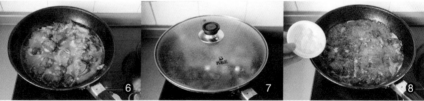

5　　6　　7　　8

―― 蝶·儿·叮·嘱 ――

1. 炒糖的时候一定要用小火，以免炒过火导致味道发苦。
2. 炖煮排骨时，先开盖煮 3 分钟再加盖煮，可以使排骨中的腥味挥发掉。

贴秋膘的美味下饭菜

魔芋、胡萝卜、土豆与五花肉完美搭配，又有豆瓣辣酱和花椒、青红椒调味，吃起来香味浓郁，简直是五色俱全，营养丰富。

补血益气 生津止渴

【魔芋胡萝卜土豆烧五花肉】

▍食材解读

这又是一道贴秋膘的美味菜肴，五花肉连皮带肉、肥瘦相间，用来红烧再合适不过！五花肉具有生津、止渴、化痰、利尿、消肿、补血、益气等功效，非常适合干燥的秋季食用。

制作过程

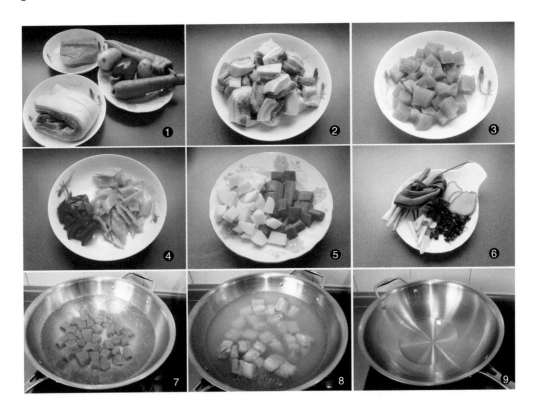

⊙主料

带皮五花肉 500 克，魔芋 300 克，胡萝卜 100 克，土豆 200 克，青椒 80 克，红彩椒 30 克

⊙配料

盐 1 茶匙，豆瓣辣酱 2 汤匙，腐乳汁 1 汤匙，八角 1 个，花椒 1 茶匙，香葱 15 克，生姜 8 克，大蒜 5 克，老抽 2 茶匙，黄酒 1 汤匙，白糖 1 茶匙

⊙制作

1. 所有材料准备好。
2. 五花肉切成麻将大小的块。
3. 魔芋切成块。
4. 青红椒切大片。
5. 胡萝卜和土豆去皮后也切成块。
6. 生姜、大蒜切片，香葱打结。
7. 炒锅中加水烧开，放入魔芋焯烫 2 分钟，捞出。
8. 放入五花肉焯烫至血沫浮起，捞出洗净。
9. 炒锅洗净后烧热，放入适量的油。

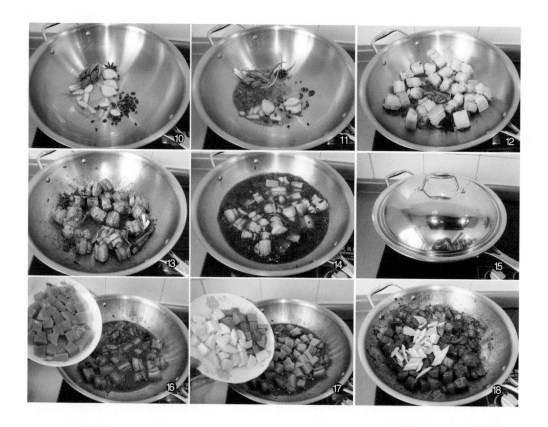

⊙制作

10. 放入花椒、八角、香葱、大蒜、生姜,煸出香味。
11. 放入豆瓣辣酱炒出红油。
12. 放入五花肉略炒。
13. 烹入黄酒,加老抽、腐乳汁翻炒 1 分钟。
14. 放入适量的水没过肉块,加盐、糖,用大火煮开。
15. 转小火,加盖炖煮 45 分钟。
16. 放入魔芋。
17. 放入胡萝卜和土豆块,中小火炖煮 10 分钟。
18. 放入青红椒翻炒均匀即可出锅。

—— 蝶·儿·叮·嘱 ——

1. 魔芋和五花肉一定要先焯水,这样烧出来口感才好。
2. 土豆和胡萝卜要等肉软了再放,否则会炖烂。
3. 红烧肉一定要选用带皮的五花肉,这样烧出来汤汁浓稠,口感软糯鲜香。

可以吃的皮肤保养品

香糯可口
美容养颜

卤猪蹄吃起来口感软糯、味道香浓，冷热皆可食用。

【软得可以脱骨的卤猪蹄】

▌食材解读

秋天气温变化大，气候也变得干燥，这时就要注意皮肤的保养。猪蹄中含有丰富的胶原蛋白，可以增强细胞新陈代谢，有效地改善机体生理功能和皮肤组织细胞的储水功能，使细胞得到滋润。细胞保持湿润状态便可防止皮肤过早褶皱，从而延缓皮肤的衰老。

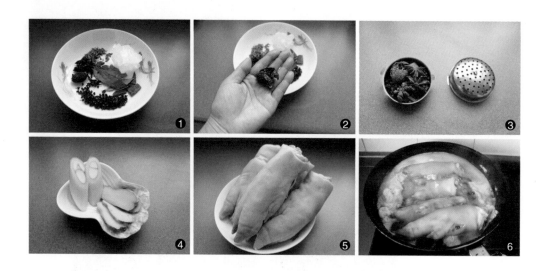

⊙主料

猪前蹄4个（重约1.5千克）

⊙配料

红曲米粉1汤匙，生抽1汤匙，老抽2汤匙，黄酒3汤匙，冰糖80克，盐1汤匙，八角3个，桂皮3克，花椒1汤匙，草果1个，小茴香籽2茶匙，大葱10克，生姜10克，香叶4片，丁香5粒

⊙制作

1. 配料准备好。
2. 草果用刀面砸开。
3. 把花椒、小茴香籽、八角、桂皮、丁香、草果放入调料盒中。
4. 大葱切段，生姜切片。
5. 用镊子把猪蹄皮上残存的猪毛拔掉。
6. 锅内加水放入猪蹄，焯烫至血沫浮起，捞出猪蹄洗净。

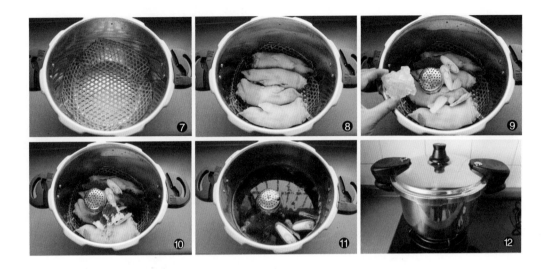

⊙制作

7. 高压锅内铺上竹垫。

8. 放入猪蹄。

9. 放入调料盒、葱姜、冰糖、香叶。

10. 放入红曲米粉、生抽、老抽、黄酒、盐。

11. 加入水没过猪蹄。

12. 高压锅加盖放在炉上，大火烧开上汽后转小火炖煮 20 分钟，关火后再焖制 1 小时后捞出即可。

— 蝶·儿·叮·嘱 —

1. 猪蹄先焯水再炖煮，可以去除异味。

2. 煮好的猪蹄再焖制 1 小时，既可以使肉质更加软烂又可以使猪蹄充分入味。

3. 从锅内取出猪蹄的时候最好用漏勺辅助，否则猪蹄易碎。

4. 猪蹄分前后蹄两种，前蹄也称为猪手，肉多骨少，呈直形；后蹄肉少骨多，多呈弯形。红烧选用猪前蹄比较好。

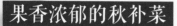

果香浓郁的秋补菜

平安快乐 好好生活

苹果寓意平安、太平，用这道菜祝愿大家平安快乐！有吉祥寓意的菜肴能给我们的生活增加希望。

【苹果香菇烧鸡翅】

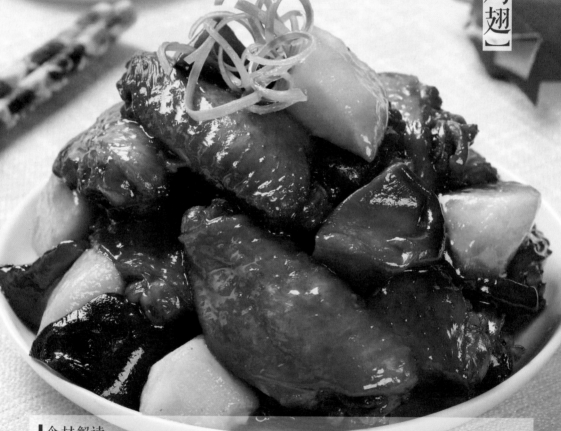

▌食材解读

　　秋天应多吃苹果，可以生津止渴、润肺除烦、健脾益胃、养心益气、润肠，还可以减少患感冒的概率，改善呼吸系统和肺功能，能有效地降低胆固醇、防癌。城市生活节奏十分紧张，职业人群的压力很大，经常闻一闻苹果的香味，可以缓解不良情绪。鸡肉有强身健体、提高免疫力等功效，和苹果搭配食用可以促进营养互补。

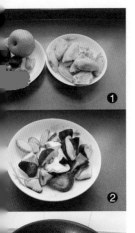

①

⊙主料

鸡翅中 500 克，香菇 100 克，苹果 150 克

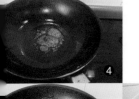

②

⊙配料

冰糖 25 克，黄酒 2 汤匙，盐 1 茶匙，白糖 1 茶匙，生抽 2 茶匙，生姜 10 克

⊙制作

1. 所有材料准备好。
2. 香菇洗净切大块，生姜切片。
3. 起油锅，放入冰糖。
4. 小火炒至冰糖溶化，起浅咖啡色小泡。
5. 放入鸡翅中、生抽，炒至鸡翅中上色。
6. 放入生姜、香菇、黄酒略炒。
7. 放入盐、白糖和适量的水，用大火烧开，转小火煮 20 分钟。
8. 放入去皮去核切成大块的苹果，大火烧至汤汁浓稠即可出锅。

③

④

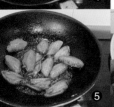

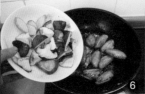

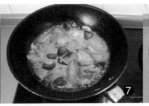

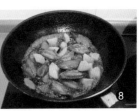

⑤   ⑥   ⑦   ⑧

—— 蝶·儿·叮·嘱 ——

1. 炒糖色一定要用小火，便于控制糖的焦化程度。
2. 苹果要最后放入，这样口感才好。

123

可做主食可做菜的两用汤水

滋阴利水
明目化痰

海鲜疙瘩汤是生活在海边的人们常吃的家常食物，价格便宜、制作简单、味道鲜香，在气温日渐降低的秋天喝一碗，身体立即感觉到暖意。

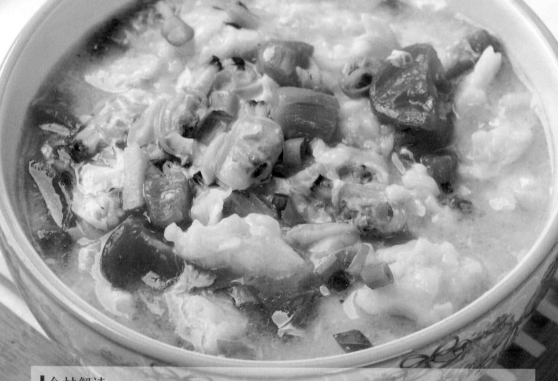

▌食材解读

　　生长了一年的蛤蜊到了秋季变得肥美，民间就有"吃了蛤蜊肉，百味都失灵"之说。蛤蜊是高蛋白低脂肪的食物，无论是炒制或者用来做汤都鲜美无比。蛤蜊肉性寒、味咸，有滋阴明目、化痰、降低胆固醇的功效，适合秋天食用。

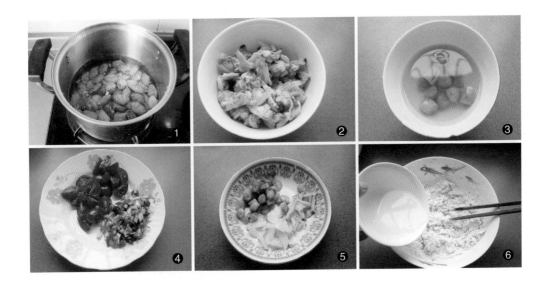

⊙主料

　花蛤蜊 500 克，水发干贝 15 克，樱桃番茄 100 克，油菜 30 克，面粉 150 克，水 70 克，鸡蛋 1 个

⊙配料

　香葱 5 克，生姜 5 克，大蒜 3 克，盐 3/4 茶匙，糖 1/2 茶匙，料酒 1 茶匙，胡椒粉 1/4 茶匙

⊙制作

1. 花蛤蜊放入开水锅内，煮至开口立即捞出。
2. 剥出蛤蜊肉，煮蛤蜊的汤澄清后备用。
3. 水发好的干贝加入料酒以及 2 克生姜放入蒸锅蒸 20 分钟，拣出生姜备用。
4. 樱桃番茄切小块，油菜切碎。
5. 香葱切粒，大蒜和生姜切小条。
6. 面粉边加水边搅拌。

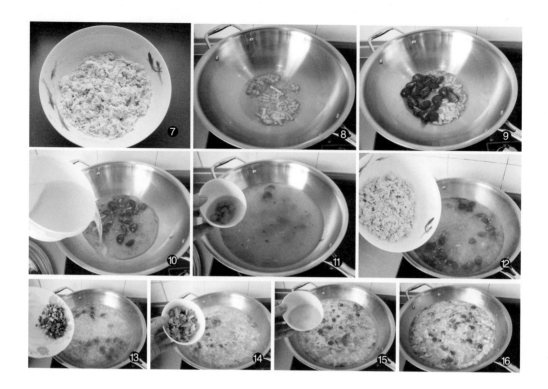

⊙制作

7. 搅拌至碗中无干面且面粉都成为小疙瘩为止。

8. 起油锅，放入葱姜蒜爆香。

9. 放入樱桃番茄略炒。

10. 倒入清澈的蛤蜊汤，沉淀的泥沙弃之不用。

11. 干贝与汤一起放入，加适量水、盐、糖，用大火烧开3～5分钟。

12. 放入搅拌好的小面疙瘩。13. 煮至锅内面疙瘩浮起，放入油菜末。

14. 放入剥好的蛤蜊肉。

15. 淋入已经搅散的鸡蛋液。

16. 煮开后加胡椒粉调匀即可。

—— 蝶·儿·叮·嘱 ——

1. 蛤蜊肉极易煮老，从而失去鲜嫩的口感，因此第一次煮开口时需立刻将其捞出，煮疙瘩汤时也要最后放入。

2. 煮完蛤蜊的汤非常鲜美，不要倒掉。

3. 做小疙瘩时不能一次把水全部加到面粉中，要边加水边搅拌，以免小疙瘩变成一坨大疙瘩。

秋天里酸甜可口的小零嘴儿

滋补肝气 酸甜开胃

这道酸甜开胃的手作小食真是人见人爱，光看造型就让人垂涎欲滴啊！这道小零嘴儿既美味又有助于消化，特别适合老人和孩子食用。

▍食材解读

长期吃生山楂容易形成胃结石，容易引起胃溃疡、胃出血甚至胃穿孔。最好的方法是把山楂制熟或泡茶，制作成山楂糕也是一个不错的吃法。

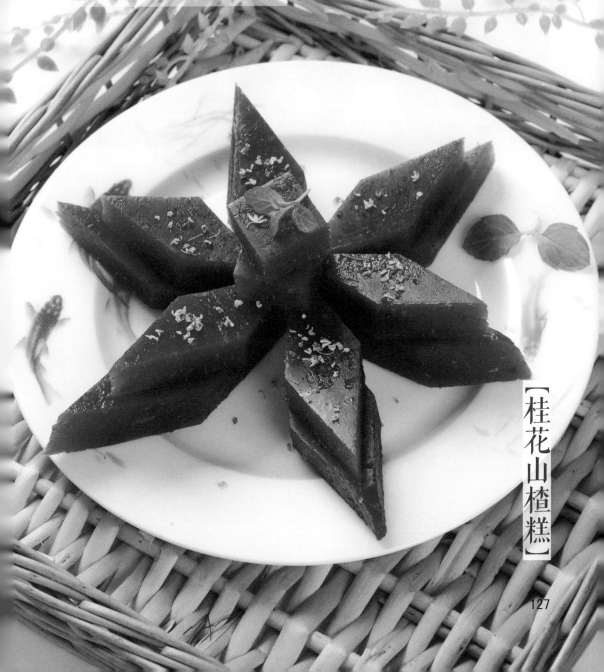

【桂花山楂糕】

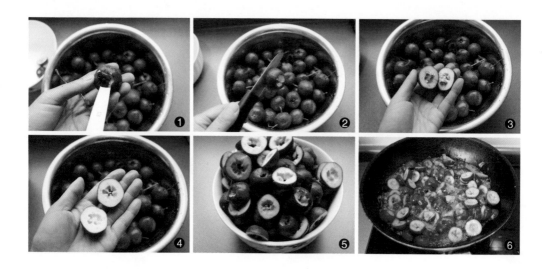

⊙主料

山楂 1000 克，白糖 500 克

⊙配料

干桂花 1 汤匙，水 350 克

⊙制作

1. 山楂洗净，去掉柄，用小刀把山楂的花蒂部分旋切下来。
2. 用刀在山楂中间横向切一圈，深至山楂核。
3. 把山楂沿切口瓣成两瓣。
4. 去掉山楂核。
5. 依次处理好所有的山楂。
6. 将 200 克水和处理好的山楂放入锅内，用大火烧开后，转小火煮 5 分
   钟，煮至山楂软烂，可以用铲子碾成泥的程度。

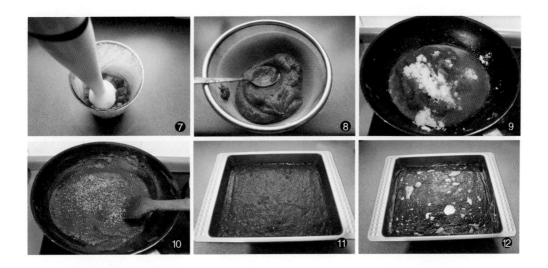

⊙制作

7. 把煮好的山楂分次放入料理杯中，用料理棒或食品加工机打成泥。

8. 山楂泥过筛。

9. 把已过筛的山楂泥、白糖和 150 克水放入锅内，用小火慢慢翻炒。

10. 大约 5 分钟后放入干桂花，继续翻炒至铲起山楂泥后掉不下来。

11. 把山楂泥倒入已抹油的模具中，用刮板刮平表面。

12. 在山楂泥的表面覆盖一层保鲜膜，晾凉切块即可。

—— 蝶·儿·叮·嘱 ——

1. 山楂的花蒂部分要切除，这样口感、品相才完美。

2. 山楂泥过筛后才细腻，做山楂糕必须用细腻的山楂泥。

3. 炒山楂泥的时候一定要用小火，最好用不粘锅。

4. 如果你做的山楂糕无法凝固，说明含水量过高，需回锅继续熬。熬制的时间和火候也很重要，山楂泥含水量的多少直接决定了山楂糕的品质。

应对秋燥的滋润美颜汤

润燥养肺
养颜美容

秋天里总少不了甜美滋润的汤水来补充我们身体所需要的营养，另外，梨子还具有润肺止咳的功效。

【红酒冰糖大枣银耳梨汤】

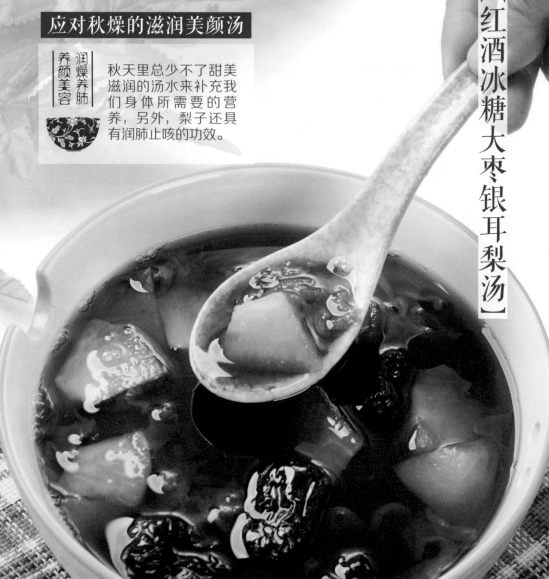

▌食材解读

秋天雨水减少，气候逐渐干燥，这时就需要注重肺的保养，多食用一些滋润的食物，如这道甜汤中的银耳、梨就都具有滋阴润肺的功效。用银耳、大枣、丰水梨与红酒相搭配熬出的汤味道更加浓郁。经过长时间的熬煮，银耳已经大部分融化到汤汁中，汤味浓稠，营养也更为丰富。在干燥的秋季喝一碗可以润燥养肺，养颜美容。

130

▌制作过程

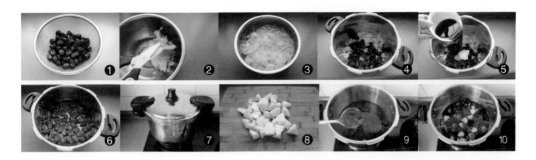

⊙主料

水发银耳 300 克，大枣 250 克，丰水梨 500 克

⊙配料

红酒 150 克，冰糖 200 克，水 2000 克

⊙制作

1. 大枣洗净。
2. 水发银耳剪去黄色的根部。
3. 银耳撕成小朵。
4. 把大枣和银耳放入高压锅内。
5. 放入冰糖和红酒。
6. 加入水。
7. 高压锅加盖放到炉子上，大火烧开，上汽后转小火炖煮 1 小时。
8. 丰水梨去皮去核，切滚刀块。
9. 待高压锅内没压力时，开盖。
10. 放入切好的梨块，煮开后关火。

—— 蝶·儿·叮·嘱 ——

1. 想要熬出黏稠的银耳汤必须加入足够的银耳以及熬煮足够的时间。
2. 丰水梨肉质细腻，煮开就可关火。如果用雪梨则要再煮 20 ~ 30 分钟。

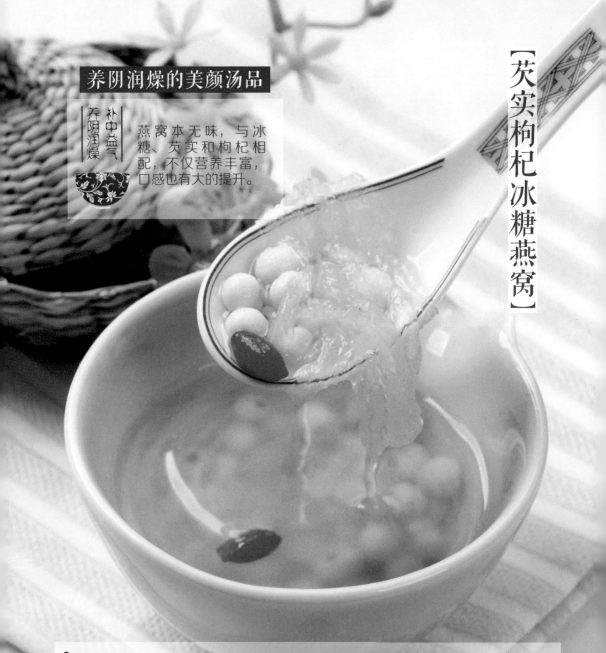

养阴润燥的美颜汤品

养阴润燥 补中益气

燕窝本无味，与冰糖、芡实和枸杞相配，不仅营养丰富，口感也有大的提升。

【芡实枸杞冰糖燕窝】

▌食材解读

　　这道甜汤非常适合秋天食用，不仅可以补中益气、养阴润燥，还有养颜美容的功效，可以有效缓解秋燥给人体带来的不适感。

　　芡实也称为鸡头米。秋季是鸡头米采摘的季节，一年中也只有这个季节可以吃到新鲜的鸡头米。新鲜的鸡头米吃起来清香筋道，和干的相比口感截然不同。燕窝是用金丝燕及多种同属燕类分泌的珍贵津液所筑成的巢窝，形似元宝。

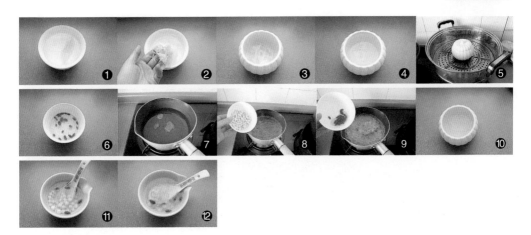

⊙主料

燕窝 4 克,冰冻鲜鸡头米 50 克

⊙配料

冰糖 25 克,枸杞适量

⊙制作

1. 燕窝冲洗一遍,放入碗中,用清水浸泡。
2. 2～3 小时后,燕窝可以很容易地用手捻开成丝条状。
3. 泡发好的燕窝用小镊子减去残余的燕毛,放入炖盅内。
4. 倒入澄清的浸泡燕窝的水。
5. 加盖后放入蒸锅内,大火烧开,转小火炖 30～40 分钟。
6. 枸杞用清水泡发。

7. 冰糖放入小锅内,加水烧开,小火煮至冰糖溶化。
8. 放入已经解冻的鸡头米,煮 2 分钟。
9. 放入水发枸杞,关火。
10. 取出炖好的燕窝。
11. 小碗中盛入糖水鸡头米。
12. 把炖好的燕窝和适量的汤汁浇在碗中,调匀即可。

—— 蝶·儿·叮·嘱 ——

1. 燕窝需用文火隔水炖制。
2. 不可用铁锅来煮甜汤,否则味道会变。
3. 燕窝的选购:
 (1)看,燕窝应该为丝状结构,呈片块结构的不是真燕窝。纯正的燕窝无论在浸透后还是在灯光下观看都不完全透明,而是呈半透明状。
 (2)闻,燕窝特有馨香,但没有浓烈气味。气味特殊,有鱼腥味或油腻味道的为假货。
 (3)摸,取一小块燕窝以水浸泡,松软后取丝条拉扯,弹性差、一拉就断的为假货;用手指揉搓,没有弹力,能搓成糨糊状的也是假货。
 (4)烧,用火点燃干燕窝片,如果是真燕窝就不会产生任何剧烈声响,也不会飞溅火星。

解秋燥的美味甜汤

清心安神
润肺化痰

秋燥令人上火，寝食难安，此时不妨试试这道滋润清火的美味汤水，既甜美适口又营养丰富。

【莲子秋梨莲藕汤】

▌食材解读

这道汤具有化痰止咳、滋阴润肺、养心安神、开胃止泻的功效，很适合秋季食用。多吃一些梨、藕、莲子、胡萝卜等食物可以缓解秋燥、养肺润肺，有助于秋季养生。莲藕有清热凉血、润燥止渴、清心安神的功效；梨有生津、润肺、化痰、止咳、清热、降火、清心等功效；莲子能补脾止泻、养心安神；胡萝卜具有健脾消食、补肝明目、清热解毒、降气止咳的功效。

制作过程

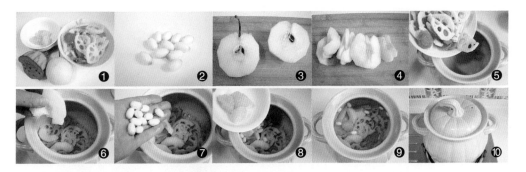

⊙主料

莲藕 150 克，秋梨 150 克，胡萝卜 50 克，莲蓬 1 个

⊙配料

黄冰糖 50 克

⊙制作

1. 所有原料准备好，胡萝卜、莲藕去皮切片。
2. 从莲蓬内剥出莲子并把莲子的皮去除。
3. 秋梨去皮，切成两半。
4. 把梨核去掉后切成大片。
5. 把莲藕、胡萝卜片放入砂锅内。
6. 放入秋梨片。
7. 放入莲子。
8. 放入冰糖。
9. 加入 2000 毫升的水。
10. 把砂锅放到炉子上，大火烧开，加盖，转小火煮 1 小时即可。

—— 蝶·儿·叮·嘱 ——

1. 水要一次加足，中间不可再加。
2. 煲汤的过程中不要打开锅盖，这样香气才可以最大限度地保持在汤汁中。

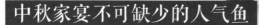

中秋家宴不可缺少的人气鱼

增强记忆
老少皆宜

辫子鱼搭配上剁椒和大蒜，既可以增加香味又可以去腥，加点五花肉同烧，味道更好。

【剁椒大蒜烧辫子鱼】

▎食材解读

　　红烧辫子鱼是我家乡有名的一道菜。秋天的辫子鱼味道鲜美，价格便宜，肉质坚实，呈蒜瓣形。由于肉多刺少，老人和孩子都喜欢。这道菜很适合中秋家宴，制作也相对简单。如果买不到辫子鱼可以用海鲶鱼、鲫鱼、梭鱼等代替。鱼肉含有极容易被人体吸收的优质蛋白质，还含有不饱和脂肪酸和DHA，多吃鱼对心脑血管有保护作用，可以缓解精神紧张、平衡情绪，还有助于改善神经信息传递、增强思维和记忆能力，老年人多吃鱼可降低痴呆症的发生率。

▌制作过程

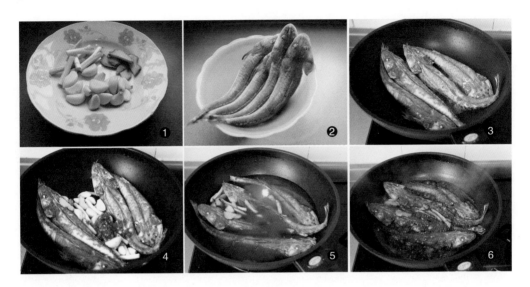

⊙主料

辫子鱼 4 条（约 600 克），大蒜 50 克，剁椒 2 汤匙

⊙配料

大葱 15 克，生姜 10 克，料酒 1 茶匙，陈醋 1 茶匙，酱油 1 茶匙，盐 1 茶匙，白糖 1 茶匙，香菜 5 克

⊙制作

1. 大葱切段，生姜切片。
2. 辫子鱼去鳞去鳃去内脏洗净，表面用厨房纸巾吸干水分。
3. 起油锅，油温八成热时放入辫子鱼煎至两面金黄。
4. 把辫子鱼拨到锅边，中间放入大葱、生姜、大蒜和剁椒，煸炒至大蒜表面微黄。
5. 沿锅边烹入陈醋、料酒、酱油，放入适量的水没过鱼身。
6. 放入盐、白糖，大火烧开，转中火烧至汤汁浓稠，出锅装盘撒入香菜段即可。

—— 蝶·儿·叮·嘱 ——

1. 煎鱼的时候火要大，一面上色后再翻面，这样能保持鱼的形状完整，鱼皮也不容易破。
2. 烧鱼的时候不必加锅盖，否则腥味不易挥发。

一手搞定麻辣鲜香的海鲜盛宴

团圆美满
麻辣鲜香

这道香辣锅材料丰富，味道麻辣鲜香，勾人食欲，是一道适合节日或家庭聚会的大菜。

【海鲜香辣锅】

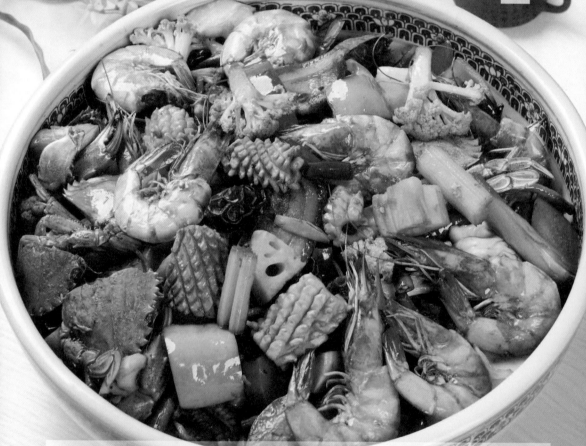

食材解读

　　秋天有一个很重要节日就是中秋节，中秋是阖家团圆的日子，一家人相聚在一起除了聊天、赏月，美食也必不可少。所以，蝶儿推荐这道在家乡很流行的海鲜香辣锅给大家品尝。满满的一大盆端上桌，散发着诱人的香味，相信你的味蕾会立即被它所吸引。

▍制作过程

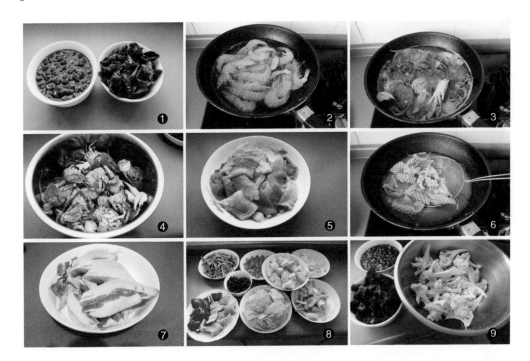

⊙主料

海蟹 1000 克，海虾 500 克，鱿鱼 1 只（约 750 克），五花肉 300 克，黑木耳 15 克，珍珠菇 40 克，豇豆 150 克，西葫芦 400 克，胡萝卜 150 克，菜花 400 克，莲藕 250 克，青椒 150 克，红彩椒 150 克，水发黑豆 150 克，芹菜 250 克，包菜 400 克

⊙配料

大红袍花椒 5 克，青麻椒 15 克，干辣椒 30 克，小红椒 30 克，生姜 160 克，大葱、大蒜各 150 克，老抽 2 茶匙，黄酒 3 汤匙，盐 3 汤匙，白糖 1 汤匙，味精 1 茶匙，胡椒粉 1 茶匙

⊙制作

1. 珍珠菇和黑木耳洗净后用清水泡发。
2. 锅内加水，放入 10 克生姜片烧开，加入海虾焯烫至八成熟捞出。
3. 放入海蟹，煮 3 分钟捞出。
4. 把煮过的海蟹对半切开。
5. 鱿鱼去内脏后剥皮，打花刀后切片，鱿鱼须切段。
6. 鱿鱼放入开水锅内焯烫至起卷，立即捞出。
7. 五花肉切大片。
8. 红彩椒、青椒去籽切块，包菜切大片，芹菜切段，西葫芦切大块，豇豆切段，胡萝卜、莲藕去皮切块，水发黑豆洗净。
9. 菜花切成小朵。

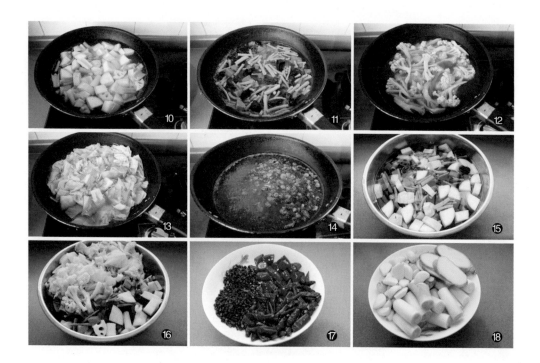

⊙制作

10. 另起锅加足量的水烧开，放入芹菜、莲藕、西葫芦再次烧开，捞出。
11. 锅内放入黑木耳、胡萝卜、豇豆，煮2分钟捞出。
12. 放入菜花焯烫至变色捞出。
13. 包菜也放入锅内焯烫至变色捞出。
14. 把珍珠菇、水发黑豆放入锅内焯烫至熟捞出。
15. 所有焯烫过的蔬菜除珍珠菇和黑豆外都放入冷水中降温，可以换几次水。
16. 把蔬菜的水分沥干。
17. 干辣椒剪成段，小红椒切段。
18. 大葱切段，大蒜去皮，生姜切大片。

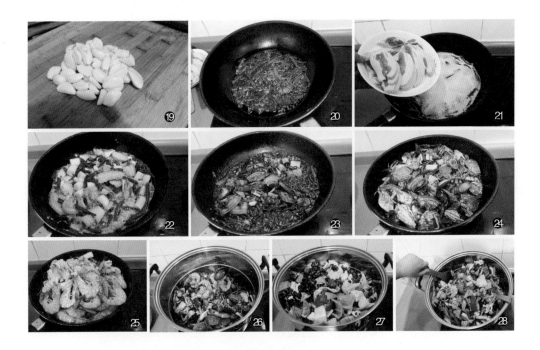

⊙制作

19. 用刀把蒜瓣拍松。
20. 锅内放入油，马上再放入2种花椒和干辣椒、小红椒，小火慢炒出红油和香味。
21. 放入五花肉片。
22. 炒至五花肉吐油，再放入葱姜蒜炒香。
23. 放入老抽、黄酒翻炒至五花肉上色。
24. 放入海蟹略炒。
25. 放入鱿鱼和海虾炒匀。
26. 炒锅中所有的材料放入大锅内。
27. 把所有的蔬菜加入锅内。
28. 加盐、白糖、胡椒粉，翻炒均匀，最后放入味精调匀即可。

—— 蝶·儿·叮·嘱 ——

1. 这道菜很适合冰箱中剩余蔬菜品种多，量却较少的情况下来做。
2. 炒之前要根据食材成熟时间的不同分别焯水，焯至八成熟即可捞出。
3. 肉类和海鲜要先炒才能入味。

141

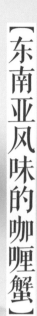

香辣可口的咖喱风情

香辣的咖喱搭配鲜美的螃蟹，堪称完美，吃到口中，香味瞬间弥散开来，鲜、香、辣多种味觉体验，令你忍不住再添一碗米饭。

【东南亚风味的咖喱蟹】

▌食材解读

秋天正是吃螃蟹的季节，秋天的螃蟹膏满肉肥，体格健壮。鲜活的螃蟹除了可以清蒸，还可以炒着吃，就像这款咖喱蟹。

咖喱最早起源于印度，是一种很奇妙的香料，令人吃过难忘。好的咖喱色泽鲜亮，口味润滑，味道香浓。咖喱其实由多种香料组成，比如豆蔻、丁香、茴香、肉桂、各色胡椒、辣椒、薄荷、芥末子以及用来上色的黄姜粉，甚至是菠菜泥等，这些香料均拥有独特的香气与味道，有的辛辣，有的芳香。

咖喱的种类很多，以颜色来分，有红、青、黄、白之别；以国家来分，有印度、斯里兰卡、泰国、新加坡、马来西亚等。一般鸡肉、牛肉、羊肉选用黄色咖喱，海鲜可以用红色、黄色或青色咖喱，蔬菜则多用青色咖喱。

咖喱中含有辣味香辛料，能促进唾液和胃液的分泌，增加胃肠蠕动，增进食欲，还能促进血液循环，达到发汗的目的。

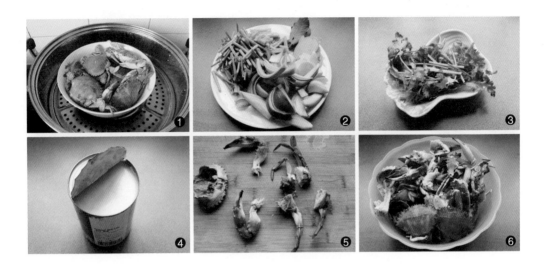

⊙主料

　海红蟹 600 克，洋葱 100 克，香芹 100 克

⊙配料

　咖喱粉 2 茶匙，黄咖喱 30 克，椰浆 200 克，白糖 2 茶匙，香叶 4 片，大蒜 25 克，生姜 10 克，香菜 10 克，鱼露 2 茶匙

⊙制作

1. 海红蟹洗净放入烧开的蒸锅内，大火蒸 10 分钟至八九成熟。
2. 香芹切段，洋葱切粗条，生姜、大蒜切片。
3. 香菜切段。
4. 椰浆开罐。
5. 蒸好的螃蟹剥去外壳，蟹钳扭下来用核桃夹子夹裂，蟹身去掉鳃和嘴后切成 4 瓣。
6. 依次处理好所有螃蟹。

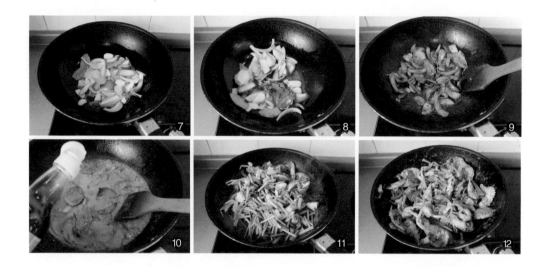

⊙制作

7. 起油锅，油温升至五成热时，放入洋葱、大蒜、香叶、生姜，炒出香味。

8. 放入黄咖喱、咖喱粉。

9. 翻炒至黄咖喱融化。

10. 加入适量的水，再放入鱼露、椰浆、白糖，大火烧开煮2分钟。

11. 放入螃蟹和香芹段。

12. 快速翻炒至香芹变色即可盛出，最后撒上香菜。

——— 蝶·儿·叮·嘱 ———

1. 加入咖喱粉是为了使咖喱的味道更加浓郁。

2. 椰浆既可以缓解咖喱的辣味又可以增香。

3. 鱼露可以增加菜肴的鲜香味。鱼露较咸，这道菜不需再放盐。

4. 螃蟹也可以生的直接切块，切面粘干淀粉过油后再炒。

让人念念不忘的美味小海鲜

滋阴润燥 养肝明目

这道菜吃起来香盈满口，回味无穷。我每次去海边都会买些鲜活的鲍鱼。做这道菜只要掌握了火候，制作起来易如反掌。

▍食材解读

鲍鱼是海八珍之一，也是中国"水八珍"之首。鲍鱼有补虚、滋阴、润肺、清热、养肝明目的功效，因此也被称为"明目鱼"。在秋季食用鲍鱼有防秋燥和滋补之功效。

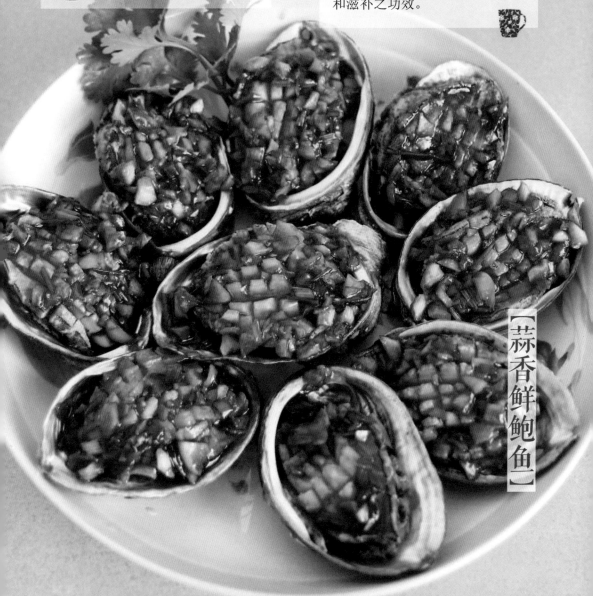

【蒜香鲜鲍鱼】

▌制作过程

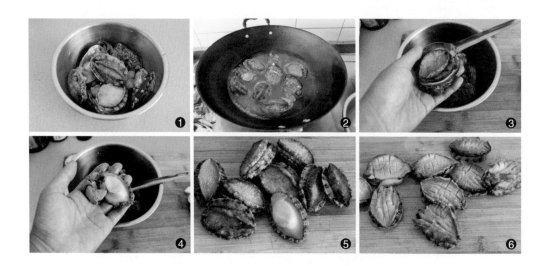

⊙主料

　新鲜活鲍鱼 9 只

⊙配料

　大蒜 25 克，大葱 15 克，蚝油 2 汤匙，白糖 1/2 茶匙，生抽 2 茶匙，
　盐 1/4 茶匙

⊙制作

1. 新鲜鲍鱼放在水龙头下，边冲水边用刷子刷洗干净。
2. 锅内水烧开，放入鲍鱼煮 30 秒捞出。
3. 用小勺沿着鲍鱼壳挖出鲍鱼肉。
4. 去掉鲍鱼的内脏。
5. 依次处理好所有的鲍鱼。
6. 用刀在鲍鱼肉上切十字花刀，刀口深至鲍鱼肉 1/2 处。

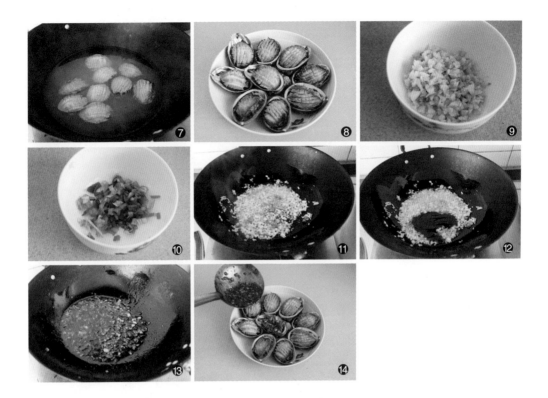

⊙制作

7. 锅内另加水烧开，关火，放入切好花刀的鲍鱼，浸泡至表面花纹翻开，立即捞出。

8. 把鲍鱼放入洗净的鲍鱼壳中。

9. 大蒜切末。

10. 大葱切末。

11. 起油锅，油温升至五成热，放入大蒜末，用小火煎至蒜末微微发黄，放入大葱末炒出香味。

12. 放入蚝油、白糖、盐、生抽。

13. 加适量的水炒至汤汁浓稠。

14. 用勺舀着炒好的味汁挨个浇在鲍鱼上即可。

—— 蝶·儿·叮·嘱 ——

1. 第一次带壳煮鲍鱼是为了方便把鲍鱼肉取出。

2. 第二次在烧开的水中浸泡鲍鱼是为了烫熟鲍鱼。鲍鱼不可在持续加热的滚开水中煮，这样肉会老。

快手烹暖胃养血的深海鱼

温中益气
暖胃养血

秋天的深海鱼肥美鲜嫩，用来清蒸最能保留食材本身的鲜美味道，制作也相对简单省时。

▌食材解读

进入秋季，人们会感到神清气爽、食欲大增，这是进补的好时候，但需把握度。秋季可适量吃鱼，因为鱼肉是高蛋白低脂肪的食材，还含有大量不饱和脂肪酸，对心脑血管有益。

进入秋季，沿海地区结束了休渔期。经过几个月的繁衍生息，此时捕捞出的海洋鱼类新鲜味美，膘肥体壮。黑头鱼是深海的鱼类，肉质紧实鲜美，用来清蒸再合适不过。

我先生说这条鱼样子不美观，皮开肉绽的，其实越是新鲜的鱼，蒸出来鱼皮越是容易破，口感却是极佳。

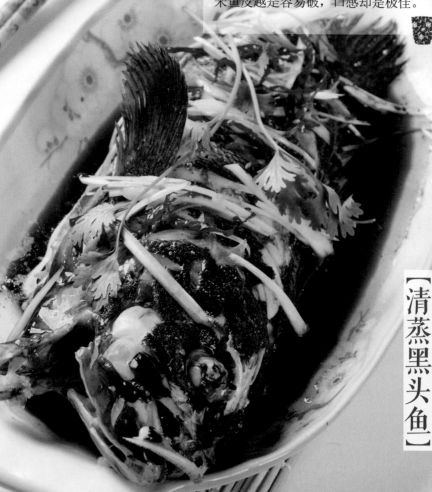

【清蒸黑头鱼】

制作过程

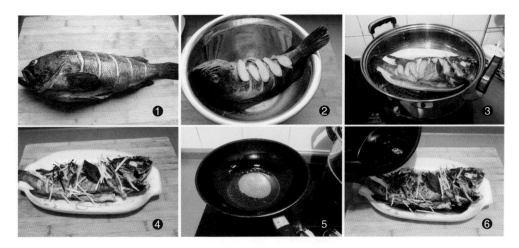

⊙**主料**

黑头鱼 1 条（约重 650 克）

⊙**配料**

料酒 2 茶匙，盐 1/2 茶匙，胡椒粉 1/4 茶匙，味精 1/4 茶匙，蒸鱼豉油 2 汤匙，生姜 10 克，大葱 10 克，香菜 5 克，干红辣椒 2 个

⊙**制作**

1. 黑头鱼去鳞、鳃和内脏后洗净，鱼身两面剔花刀。
2. 用料酒、胡椒粉、盐、味精抹遍鱼身，再放入切成片的姜，腌制 10 分钟。
3. 把黑头鱼先放入盘中，鱼身下面垫一根筷子，把鱼盘放入蒸锅内大火烧开，蒸 12 分钟。
4. 取出鱼盘，倒掉盘中的汤汁，鱼身上面放入切成丝的大葱和干红辣椒，再倒入蒸鱼豉油。
5. 锅内放入适量油烧至八成热。
6. 把热油浇在鱼身上即可。

—— 蝶·儿·叮·嘱 ——

1. 蒸制的时间要根据鱼的大小做适当调整，时间短了不熟，时间长了鱼肉容易老。
2. 最后浇的油一定要热，这样才能把葱丝和干辣椒烫出香味。

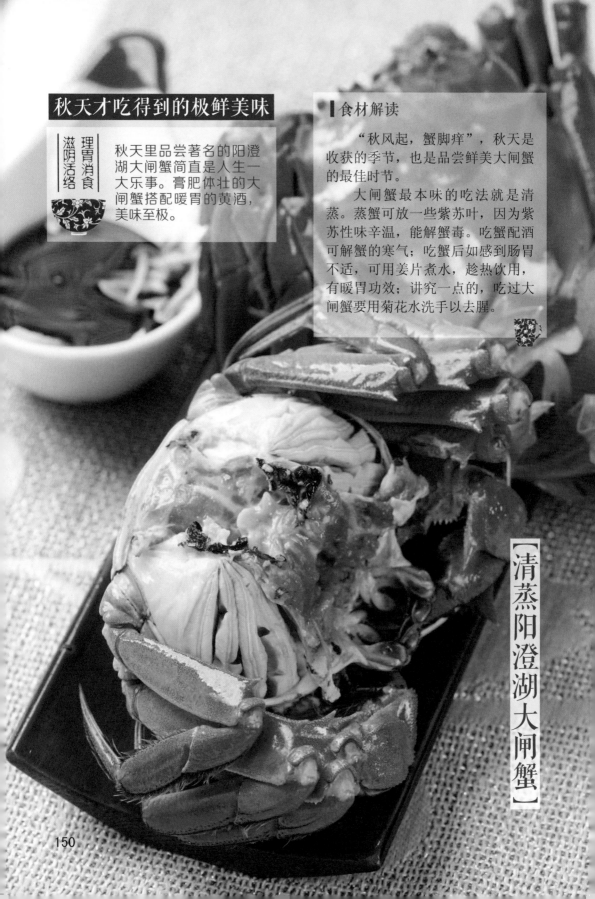

秋天才吃得到的极鲜美味

滋阴活络 理胃消食

秋天里品尝著名的阳澄湖大闸蟹简直是人生一大乐事。膏肥体壮的大闸蟹搭配暖胃的黄酒，美味至极。

▌食材解读

"秋风起，蟹脚痒"，秋天是收获的季节，也是品尝鲜美大闸蟹的最佳时节。

大闸蟹最本味的吃法就是清蒸。蒸蟹可放一些紫苏叶，因为紫苏性味辛温，能解蟹毒。吃蟹配酒可解蟹的寒气；吃蟹后如感到肠胃不适，可用姜片煮水，趁热饮用，有暖胃功效；讲究一点的，吃过大闸蟹要用菊花水洗手以去腥。

【清蒸阳澄湖大闸蟹】

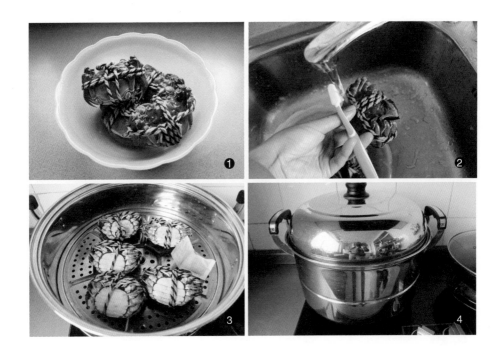

⊙主料

　　大闸蟹5只，紫苏叶一包

⊙配料

　　姜、醋适量

⊙制作

1. 检查大闸蟹是否活着，死的弃之不用。
2. 把大闸蟹放到流动的清水下，用刷子刷洗干净。
3. 蒸锅内加水烧开，把大闸蟹翻身放入，再放入紫苏叶包。
4. 加盖，用大火蒸15分钟即可。

—— 蝶·儿·叮·嘱 ——

1. 为了美观，蒸好的大闸蟹表面可以刷一层熟油。
2. 蒸制时间要根据大闸蟹的大小进行适当调整，不熟的大闸蟹不可食用。
3. 要特别注意：死的大闸蟹不可食用。大闸蟹死后蛋白质会迅速分解，细菌大量繁殖，极易变质，食用易导致食物中毒。吃蟹时配以姜醋作调味料，既可帮助消化，也有助于杀菌。

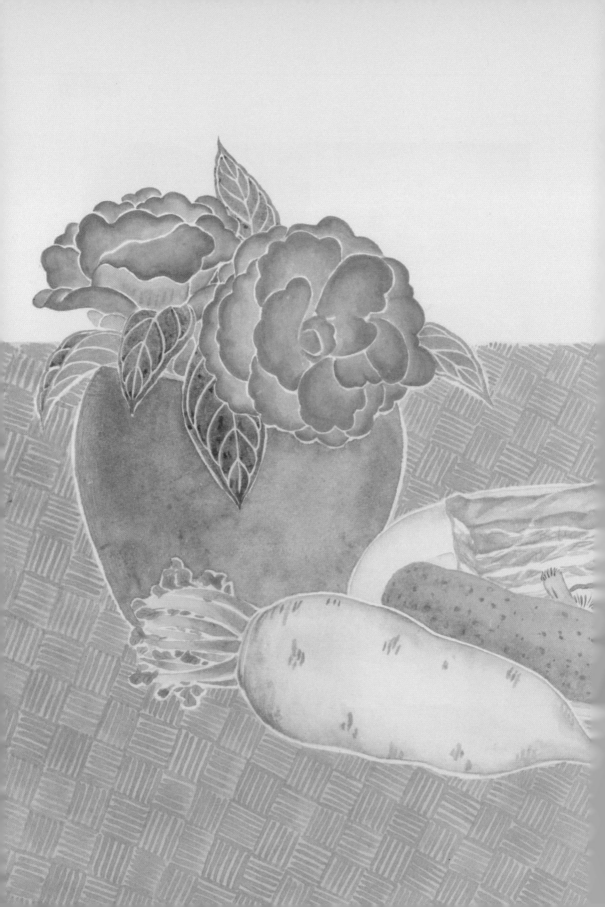

4 冬之肴

冬季是一年四季之中最寒冷的季节，只有在冬天才能感受到阳光照在人身上的惬意，闻一闻日间晒过的被褥，阳光的味道立刻给人阵阵暖意。冬季气候寒冷，是存储精气的时节。冬季饮食要注重肾的调养。蝶儿适当的进补，以立冬后至立春前这段期间最为适宜，可达到保养精气、强身健体、延年益寿的目的。认为在冬季应多吃温性、热性，尤其是温补肾阳的食物，以提高人体的耐寒能力。冬季应选用富含蛋白质、维生素以及易于消化的食物，比如糙米、玉米、小麦、黑豆、豌豆等杂粮，生姜、韭菜、大蒜、萝卜、花椰菜、木耳等蔬菜，羊肉、牛肉、鸡肉、鹅肉、猪腰子及鳝鱼、鲤鱼、鲢鱼、带鱼、虾等肉食，核桃、桂圆、大枣、栗子、红薯、芝麻等等，还可以多喝一些热乎乎的鸡汤、牛奶、豆浆等。

感受大漠风情

洋葱和孜然都是炒了之后很容易出香味的食材，配合羊肉做菜方便快捷，味道也很好，深得家人喜爱。

▌食材解读

　　羊肉热量较高，是冬季进补的极好食材，具有补精血、益虚劳、温中健脾、补肾壮阳、养肝等功效，尤其适合老年人、体虚病弱的人和产后妇女。羊肉肉质比猪肉细嫩，脂肪、胆固醇含量比猪肉和牛肉都少，易于消化吸收，多吃羊肉有助于提高机体免疫力和冬季抗寒能力。

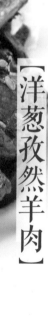

【洋葱孜然羊肉】

制作过程

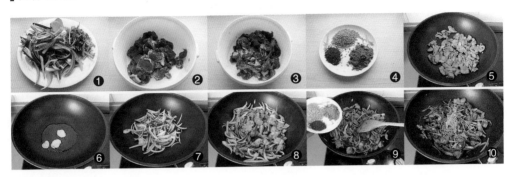

⊙主料

羊腿肉 300 克，洋葱 150 克，香菜 10 克

⊙配料

生姜 5 克，盐 1 茶匙，白糖 1/2 茶匙，胡椒粉 1/4 茶匙，黄酒 2 茶匙，干淀粉 2 茶匙，蛋清半个，味精 1/4 茶匙，孜然粉 2 茶匙，辣椒粉 1 茶匙，熟芝麻 2 茶匙

⊙制作

1. 洋葱切丝，香菜切段，生姜切片。
2. 羊肉切大片。
3. 羊肉中放入 1/2 茶匙盐、胡椒粉、味精、黄酒、干淀粉、蛋清，用手抓匀后腌制 5 分钟。
4. 孜然粉、辣椒粉、熟芝麻放入小盘中备用。
5. 起油锅，放入羊肉片滑散，煸炒至表面变色盛出。
6. 另起油锅，放入生姜片爆香。
7. 放入洋葱丝。
8. 放入滑炒过的羊肉片和剩余的盐、白糖，炒至羊肉片断生。
9. 放入孜然粉和辣椒粉炒匀。
10. 放入香菜段，撒入熟芝麻拌匀即可。

—— 蝶·儿·叮·嘱 ——

1. 切好的羊肉片一定要上浆，这样炒的时候才能保持住羊肉里的水分，口感不变柴。
2. 香菜段要最后放入，香气才足，口感才好。

鲜美清甜的节后刮油菜

清淡有味
营养丰富

鲜嫩鹅黄的娃娃菜配以干贝共煮，鲜味得到了很大的提升，软糯鲜香汇于一处，美味之余还兼具减肥之功效。

【干贝娃娃菜】

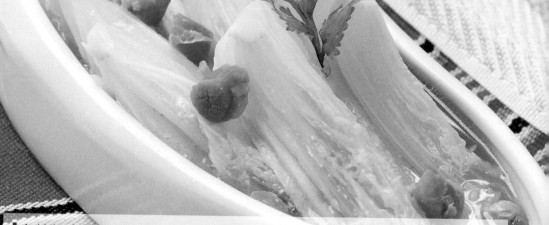

▍食材解读

春节期间大家少不了大鱼大肉，体重必然有所增加。这就需要节后适当调整饮食，多吃些清淡的蔬菜，这道干贝娃娃菜便很合适。

干贝含有蛋白质、脂肪、碳水化合物、维生素A、钙、钾、铁、镁、硒等营养元素。干贝含丰富的谷氨酸钠，味道极鲜，与新鲜扇贝相比，腥味少而鲜味足。

娃娃菜味道甘甜、口感细嫩，富含维生素和硒，叶绿素含量较高，具有丰富的营养价值。娃娃菜还含有丰富的纤维素及微量元素，有助于预防结肠癌。

制作过程

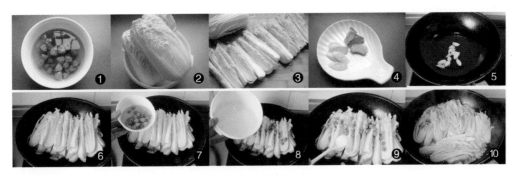

⊙ **主料**

干贝 20 克，娃娃菜 3 颗（约 600 克）

⊙ **配料**

盐 3/4 茶匙，白糖 1/2 茶匙，料酒 2 茶匙，生姜 8 克，大葱 5 克

⊙ **制作**

1. 干贝冲洗干净放入小碗中，加入小半碗水浸泡 2 小时，再放入 1 茶匙料酒、3 克切成片的生姜，入蒸锅大火蒸 20 分钟备用。
2. 娃娃菜洗净。
3. 每颗娃娃菜用刀纵向切成 8 瓣。
4. 大葱和剩余的生姜切片。
5. 起油锅，放入葱姜片爆香。
6. 放入切好的娃娃菜。
7. 处理好的干贝连同浸泡用的水一起倒入锅内。
8. 加入大半碗的水。
9. 加入盐、糖、1 茶匙料酒。
10. 大火烧开，加盖，转小火煮 10 分钟即可。

—— 蝶·儿·叮·嘱 ——

1. 娃娃菜纵向切时别切断，每瓣都带些根才不会散。
2. 干贝泡发后再蒸会更美味。
3. 娃娃菜要煮软再起锅。
4. 干贝已经很鲜了，这道汤菜不需要再添加味精、鸡精等鲜味剂。
5. 干贝的泡发：首先干贝要提前用清水洗净，再放入 3 ~ 4 倍的水中浸泡 2 ~ 3 小时，最后放入料酒和几片姜，入蒸锅蒸 20 ~ 30 分钟。泡发和蒸制干贝的容器不能是铁制的，否则会影响干贝的口感。泡发干贝的水不能太多，以免鲜味被稀释掉。蒸制后浸泡干贝的水一同入锅烹制，可增加菜品的鲜味。

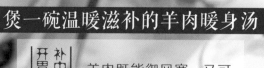

煲一碗温暖滋补的羊肉暖身汤

补中益气
开胃健身

羊肉既能御风寒，又可补身体，最适宜于冬季食用，煮一大锅足够全家人享用。

【黄芪沙参胡萝卜羊肉汤】

■食材解读

　　秋冬时节，气温比较低，人体特别害怕寒冷。这时就要多吃些温热、滋补的食物，以增加机体的抗寒和抗病能力。这碗味道香浓鲜甜的羊肉汤就很适合在这个季节食用，羊肉肉质细嫩，蛋白质和维生素含量高，容易被消化吸收。

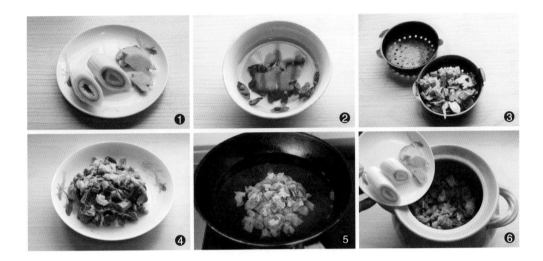

⊙主料

羊肉 350 克，胡萝卜 200 克

⊙配料

黄芪 5 克，党参 5 克，枸杞 10 克，大葱 10 克，生姜 15 克，黄酒 30 克，盐 1 茶匙，胡椒粉 1 茶匙，香葱 5 克，味精 1/4 茶匙

⊙制作

1. 大葱切段，生姜去皮切大片。
2. 枸杞用清水泡发。
3. 把黄芪和党参放入调料盒中。
4. 羊肉切块。
5. 锅内加水，放入羊肉块，大火烧开煮至血沫浮起，捞出洗净。
6. 砂锅中先放入羊肉，再放入葱姜。

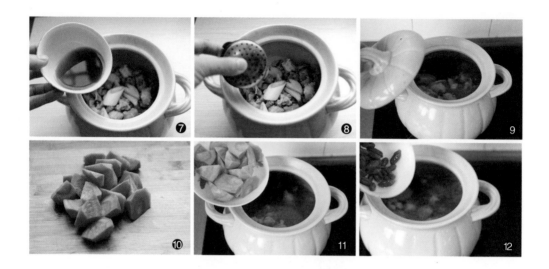

⊙制作

7. 加入黄酒。

8. 放入调料盒。

9. 砂锅内加入足量的水，大火烧开3分钟，加盖，转小火炖煮1小时。

10. 胡萝卜去皮切滚刀块。

11. 把胡萝卜放入砂锅内煮10分钟。

12. 放入已泡发的枸杞，煮开，加入盐、胡椒粉、味精和切成圈的香葱，捞出调料盒即可盛出。

——— 蝶·儿·叮·嘱 ———

1. 羊肉应选用肥瘦相间的，口感较好。

2. 开盖煮3分钟是为了去除羊肉的膻味。

3. 胡萝卜煮的时间要根据切块的大小进行适当调整。

春节一定要吃的团圆菜

这是一道春节必备的吉祥菜，刚出锅的丸子外酥里嫩，冒着被烫的风险忍不住丢一颗到嘴里，可以想象出有多好吃了。

▌蝶儿心路

每年春节，我家餐桌必少不了丸子。丸子又称为圆子，寓意吉祥，代表团圆、圆满，这也是过年的一种讲究。小时候每到年根儿，家里的大人都会炸满满一大盆丸子，封起来放到室外冰冻，能吃到正月十五。做好的丸子可以煎煎再吃，也可以炖菜吃，还可以煮汤的时候放几个，增添汤的香味。

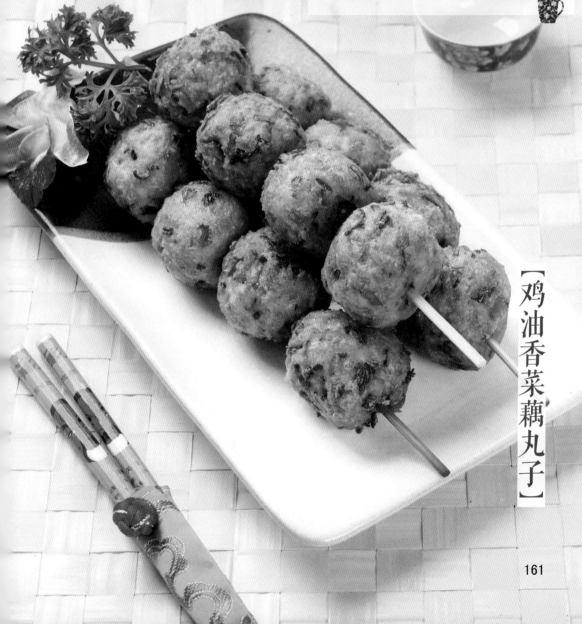

【鸡油香菜藕丸子】

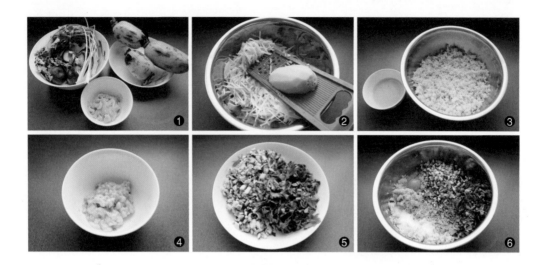

⊙主料

莲藕 700 克，香菜 50 克，香菇 100 克，鸡油 50 克，鸡蛋 1 个，糯米粉 90 克

⊙配料

盐 1 茶匙，白糖 1 茶匙，味精 1/4 茶匙，胡椒粉 1/2 茶匙，生姜 10 克，香油 2 茶匙，料酒 1 茶匙

⊙制作

1. 香菇、莲藕、香菜洗净。
2. 莲藕去皮后，用刨丝器刨成丝。
3. 把藕丝粗粗地切几刀，加入 1/2 茶匙盐，拌匀后腌制 5 分钟，挤出藕汁。
4. 鸡油切成小粒。
5. 香菇和香菜切碎。
6. 把主料和配料中除糯米粉外的所有材料放入盆中。

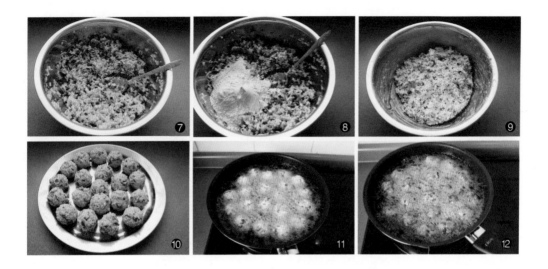

⊙制作

7. 搅拌均匀。

8. 放入糯米粉。

9. 用手拌匀。

10. 把拌好的馅料用手团成核桃大小的圆球形，放在盘子上。

11. 平底锅内加入足量的油，烧至五成热，逐个放入做好的丸子生坯。

12. 小火炸至丸子表面浅金黄色后捞出，油温升到八成热时，放入炸过的丸子复炸 1 ～ 2 分钟后捞出。

—— 蝶·儿·叮·嘱 ——

1. 加了鸡油可使丸子的鲜味和香味得到提升。

2. 复炸丸子可让丸子表面的口感更酥脆。

胶东渔民最爱的冬季进补菜

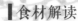

暖中益气　美容养颜

狗刚鱼肉质细嫩，刺少而味道鲜美，搭配了黄酱和五花肉，做出的菜肴更加鲜美入味。

■食材解读

俗话说："冬天补一补，春天能打虎。"冬季是进补的最佳时节，营养价值极高的鱼更是进补的好食材。在寒冷的冬季人体需要更多、更合理的营养为身体提供能量，鱼类含有丰富的营养物质且易被人体吸收，尤其适合老年人养生保健和小孩生长发育之需。秋冬季节的狗刚鱼肉呈蒜瓣状，是食用的最佳时节。

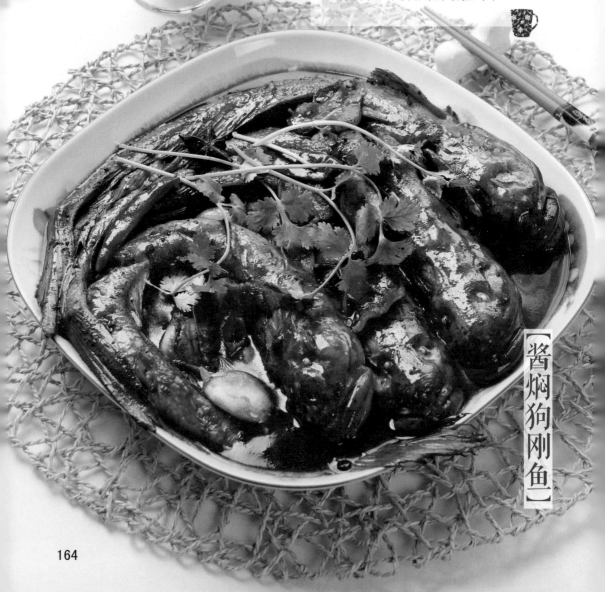

【酱焖狗刚鱼】

■制作过程

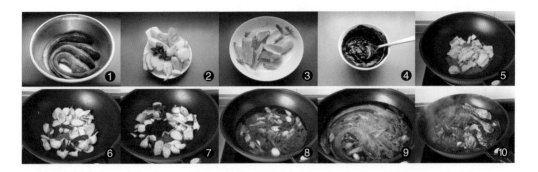

⊙主料

狗刚鱼 4 条（约 800 克），干黄酱 40 克，五花肉 100 克

⊙配料

大蒜 40 克，大葱 30 克，生姜 10 克，八角 2 个，干辣椒 5 个，啤酒 50 克，盐 1 茶匙，白糖 1 茶匙

⊙制作

1. 狗刚鱼去鳃和内脏后洗净，鱼身打花刀。
2. 大葱切段、生姜切片，大蒜用刀压扁。
3. 五花肉切片。
4. 干黄酱放入 2 汤匙的水化开。
5. 起油锅，放入五花肉片，煸炒至变色。
6. 放入大葱、生姜、大蒜、干辣椒、八角，炒出香味。
7. 放入黄酱炒香。
8. 锅内加入适量的水，放入盐、白糖、啤酒。
9. 放入处理好的狗刚鱼。
10. 大火烧开，转中火开盖煮至汤汁浓稠，拣去葱姜装盘。

—— 蝶·儿·叮·嘱 ——

1. 狗刚鱼不用油煎，直接入锅炖，肉质更细腻。
2. 炒黄酱的时候一定要用小火，以免煳锅有苦味。
3. 啤酒可以用黄酒代替。
4. 五花肉中的油脂可以使鱼肉变得更鲜美。

随时可以享用的酒香鱼美

鱼肉通过腌制与醇厚的酒香完美融合，打开盖子的一刹那，香味四溢，令人陶醉。

蝶儿心路

酒糟鱼是一道颇具江南特色的风味菜肴，适合在天气寒冷的腊月制作，不容易变质。酒糟鱼很适合下酒、下饭。

第一次吃到酒糟鱼还是住在婆婆家的时候，看起来不起眼的一条鱼吃在口中却是干、香、韧俱全，鱼肉与醇厚的酒香融为一体，非常美味。蝶儿回家后尝试自己制作，腌制1个月左右就可以吃了。

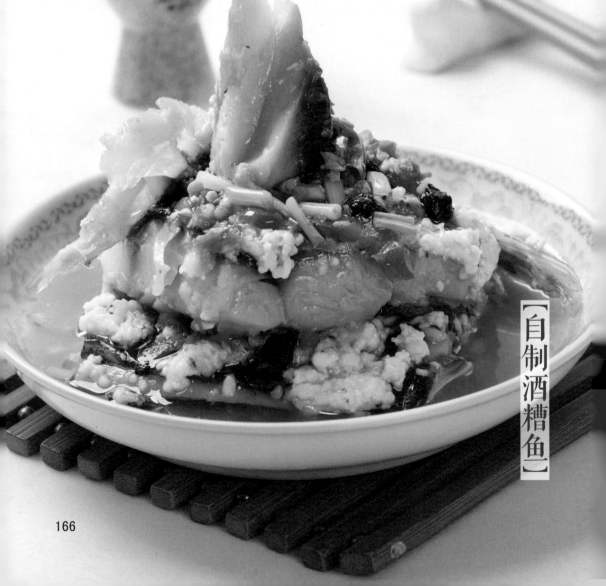

【自制酒糟鱼】

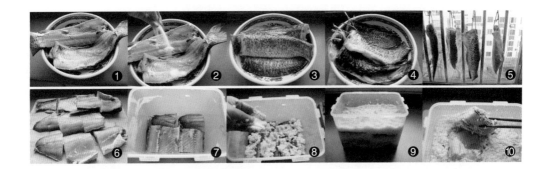

⊙主料

草鱼2条（重约3500克），盐200克，醪糟1500克

⊙制作

1. 草鱼去鳞、鳃和内脏后洗净，鱼头切掉，鱼身横向片成2片。
2. 在鱼身上均匀撒上100克盐，用手抹匀。
3. 把鱼放入冰箱或者低温寒冷的地方，腌制3～5天入味，每天翻动一次。
4. 腌好的鱼用绳子穿好。
5. 挂到室外背阴的地方，晾晒至八成干。
6. 把晾干的鱼切成大块。
7. 取一个大的保鲜盒，铺一层腌鱼。
8. 放一层醪糟，再撒一层盐。
9. 直到把所有的鱼、醪糟、100克盐都分层放入保鲜盒中并压实。
10. 加盖密封后放在阴冷的地方或者冰箱冷藏室中，腌制发酵15～20天即可食用。开盖后可以看到鱼肉的颜色变得微红，香气扑鼻。

—— 蝶·儿·叮·嘱 ——

1. 如果选用的鱼较大，通常会去掉鱼头。鱼头可以用来做汤或者红烧。
2. 第一次腌制时每天要翻动一次，这样入味才均匀。
3. 在室外把鱼晾至八成干即可，这样口感较好。
4. 放了醪糟后的腌制一定要密封，隔绝空气并放在低温的地方，否则容易变质。
5. 醪糟最好选用酒味浓烈的比较好。

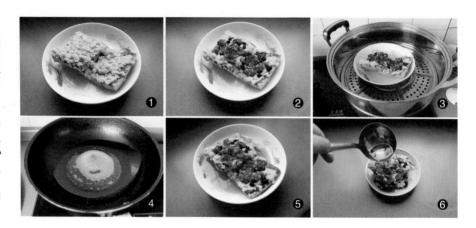

【酒糟鱼烧法】

⊙主料

酒糟鱼 2 块（约 350 克），豆豉 10 克，剁椒 2 汤匙，白糖 1/2 茶匙

⊙配料

香葱 5 克，植物油 2 汤匙

⊙制作

1. 取出酒糟鱼放入盘中。
2. 在酒糟鱼上撒入白糖、豆豉、剁椒。
3. 把盘子放入已经烧开水的蒸锅内，大火蒸 10 分钟。
4. 锅内倒植物油烧至八成热。
5. 蒸好的酒糟鱼去掉多余的汤汁。
6. 表面撒上切成小段的香葱，浇上热油即可。

—— 蝶·儿·叮·嘱 ——

1. 豆豉和剁椒可以增加酒糟鱼的香味。
2. 蒸 15 分钟即可，时间长了酒味会变淡。

春节后必吃的消脂凉菜

消食除积 化痰止咳

春节少不了大鱼大肉，节后减肥便成了很多人的心事，向大家推荐这道菜，可清食清脂。

▌食材解读

春节期间家人团聚，难免会过多地摄入高脂肪、高热量的食物，节后我们要适当进行饮食方面的调整，多食用一些蔬菜、水果，以平衡身体健康。

这道菜选用脆爽的海蜇头作为主要食材，与口感赛水果的沙窝萝卜搭配，吃起来脆爽开胃，又低脂低热量，可以较好地帮助我们降低体内积存的脂肪。

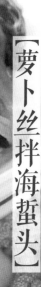

萝卜丝拌海蜇头

▌制作过程

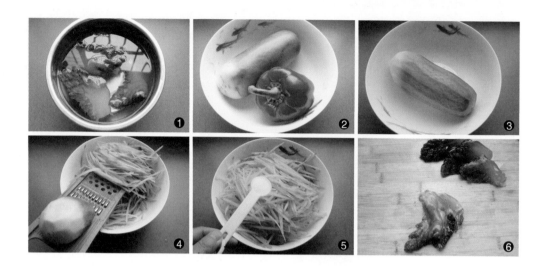

⊙主料

海蜇头 250 克，沙窝萝卜 500 克，红彩椒 50 克

⊙配料

大蒜 8 克，盐 3/2 茶匙，白糖 1/2 茶匙，香油 1 茶匙，味精 1/4 茶匙，陈醋 1 汤匙

⊙制作

1. 海蜇头洗净，放入清水中浸泡 24 小时左右，中间换 2 ～ 3 次水。
2. 沙窝萝卜和红彩椒洗净。
3. 萝卜削去外皮。
4. 萝卜刨成丝。
5. 萝卜丝中放入 1 茶匙的盐拌匀，腌制 5 分钟。
6. 浸泡好的海蜇头用水冲洗一遍，切成片。

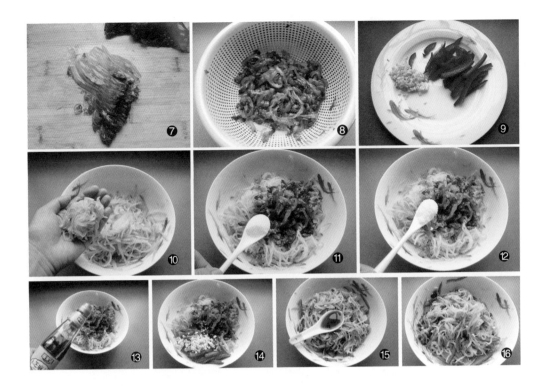

⊙制作

7. 海蜇头再切成丝。

8. 切好的海蜇头丝在80℃左右的热水中焯一下，表面变紧即可捞入冷水中降温，沥干水分。

9. 红彩椒切丝，大蒜切末。

10. 萝卜丝用手挤去多余的水分。

11. 萝卜丝和海蜇头丝放入大碗中，加入1/2茶匙盐。

12. 放入白糖、味精。

13. 倒入香油。

14. 放入红彩椒丝、大蒜末。

15. 放入陈醋。

16. 搅拌均匀即可装盘。

—— 蝶·儿·叮·嘱 ——

1. 因为海蜇头保存在明矾盐水中，所以必须浸泡后才能食用。

2. 海蜇头丝在80℃左右的热水中焯一下，口感会更脆。

3. 这道菜首选陈醋，海蜇头搭配陈醋口感更爽脆。

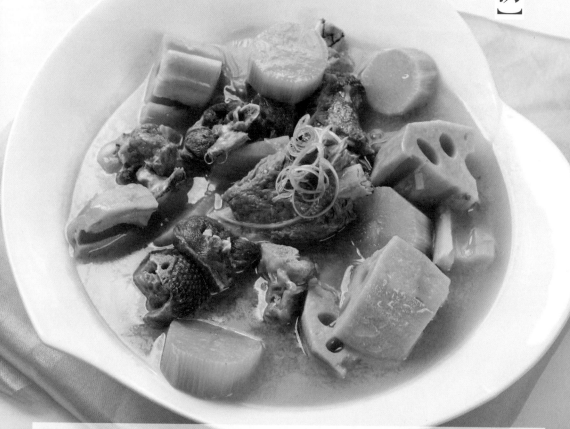

全家都能喝的美味精力汤

补中养神　强身健体

这是一道荤素搭配，味道醇厚鲜美的汤，一定能在寒冷的冬季给你和家人带来阵阵暖意。

【腊鹅排骨莲藕汤】

▌食材解读

　　这道菜所用的莲藕来自湖北，品质很好，炖出来的汤喝起来粉粉的、香香的。腊鹅是在上海所购，我很喜欢腊味，带着浓厚、悠长的醇香，搭配新鲜的排骨美味至极。

▌制作过程

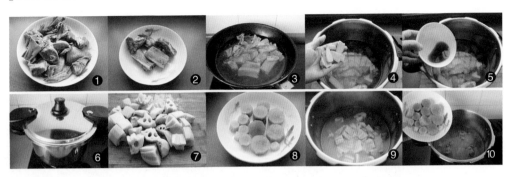

⊙主料

腊鹅 300 克，排骨 200 克，莲藕 500 克，莴笋 200 克

⊙配料

黄酒 30 克，生姜 10 克，胡椒粉 1/2 茶匙，味精 1/4 茶匙

⊙制作

1. 腊鹅切大块。
2. 排骨剁成段。
3. 锅内加水，放入腊鹅和排骨，用大火烧开，焯烫至血沫浮起，捞出洗净。
4. 高压锅内加水，放入焯烫好的腊鹅和排骨，再放入切成片的生姜。
5. 放入黄酒。
6. 高压锅加盖放在炉子上，大火烧至上汽，转小火煮 30 分钟。
7. 莲藕洗净去皮，切大块。
8. 莴笋去皮切段。
9. 把莲藕放入高压锅内，加盖煮 10 分钟。
10. 高压锅内无压力时放入莴笋煮 5 分钟，加胡椒粉、味精，调匀即可。

—— 蝶·儿·叮·嘱 ——

1. 要严格把控不同食材的入锅顺序，这样才能获得较好的口感和品相。
2. 腊鹅有咸味，此菜不必再加盐。

健胃抗寒的滋补汤

健脾益胃 补肾强身

用腊味煲汤能让汤的味道更浓郁，煮出的腊味肉质坚实弹牙，搭配山药和胡萝卜，营养均衡、色彩丰富。

▌蝶儿心路

冬季天气寒冷，一场小雪过后室外都已经结冰，尽管穿上了厚厚的羽绒服，人走在路上还是冷得缩成一团。天冷自然想吃点暖胃的食物，此时来一碗热乎乎的汤一定能让身体立刻温暖舒畅起来。

【腊鸡腿瘦肉山药汤】

制作过程

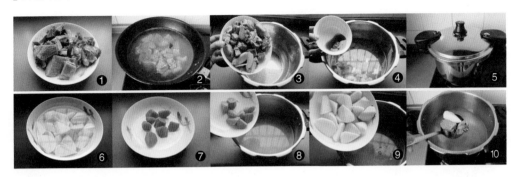

⊙主料

腊鸡腿 300 克，猪瘦肉 150 克，山药 500 克，胡萝卜 100 克

⊙配料

生姜 30 克，黄酒 30 克，盐 1/2 茶匙，胡椒粉 1/2 茶匙，味精 1/4 茶匙，香葱 5 克

⊙制作

1. 把腊鸡腿和猪瘦肉洗净，切大块。
2. 锅内加水，放入腊鸡腿和猪瘦肉，大火烧开焯烫 3 分钟，捞出洗净。
3. 把焯好的腊鸡腿、猪瘦肉以及切成片的生姜放入高压锅内。
4. 放入适量的水，再放入黄酒。
5. 高压锅加盖放炉子上，大火烧至上汽后转小火炖煮 30 分钟。
6. 山药去皮切滚刀块浸泡在清水中。
7. 胡萝卜去皮切滚刀块。
8. 高压锅排气后开盖，放入胡萝卜。
9. 放入山药。
10. 开盖煮 10 ～ 15 分钟，至山药和胡萝卜酥软，加盐、味精、胡椒粉，撒入切成圈的香葱即可。

—— 蝶·儿·叮·嘱 ——

1. 腊鸡腿和猪瘦肉不要切得太小，否则容易碎。
2. 山药和胡萝卜应最后加，如果和肉类一起放入，吃的时候太软烂，口感不好。
3. 盐的量要根据腊味含盐量的多少进行适当调整。

冬季里降脂降压的压桌小菜

清新爽口
降压降脂

冬季进补时厚味吃得较多，清爽的减肥小菜能让大家换换品味，特别是脆嫩且别具风味的马家沟芹菜深受欢迎。

▍食材解读

冬天，为了抵御严寒大家会多吃一些肉类等高热量的食物，吃得多了难免生腻，这时一盘清新爽口、开胃解腻的凉拌菜刚好能让人换换口味。

马家沟芹菜属于粗纤维蔬菜，含有芹菜油，可开胃促进食欲，具有清热止咳、健胃、降压、排毒、养颜等多种保健功能。

【凉拌马家沟芹菜】

▌制作过程

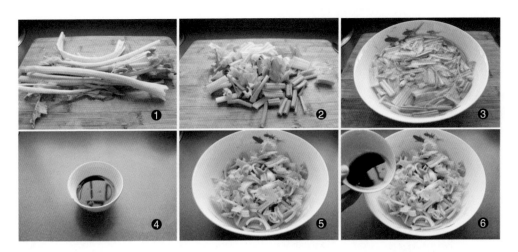

⊙ **主料**

马家沟芹菜 150 克

⊙ **配料**

米醋 1 汤匙，生抽 1 茶匙，盐 1/2 茶匙，鱼露 1 茶匙，白糖 1 茶匙，味精 1/4 茶匙，香油 1 茶匙

⊙ **制作**

1. 芹菜择去老叶，洗净。
2. 切成段。
3. 把切好的芹菜段放入冷水中浸泡 10 ～ 15 分钟。
4. 所有的配料放入小碗中搅匀。
5. 把浸泡的芹菜搓成小片，捞出沥净水分。
6. 把调味汁浇入芹菜中，拌匀即可。

—— 蝶·儿·叮·嘱 ——

1. 切段的芹菜浸泡后再凉拌，口感脆爽。有条件的可以放入加冰的水中浸泡，口感会更好。
2. 调味汁一定要在上桌前再拌入芹菜中，这样口感最好。

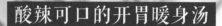
酸辣可口的开胃暖身汤

酸辣开胃 温暖身心

这款汤营养丰富、口感酸辣。虽然汤的颜色很红，但吃起来并不是特别的辣，很适合搭配米饭。

【蘑菇豆腐泡菜汤】

▌蝶儿心路

　　冬天室外气温达到零下10℃，滴水成冰一点都不夸张。寒冷的天气也带来了很多的乐趣，滑冰、滑雪都能让大人和孩子玩得不亦乐乎，即使摔个仰面朝天仍兴致勃勃。当大家从冰天雪地回到家里，看到一锅热气腾腾、咕嘟咕嘟冒着小泡、散发着勾人香气的泡菜汤是一件多么惬意的事情。这样温暖的泡菜汤吃下肚只需一会儿便能让身体从头暖到脚。

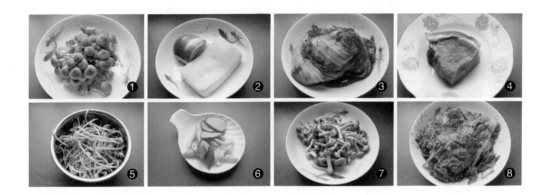

⊙主料

　韩国泡菜 400 克，豆腐 200 克，猪肉 200 克，黄豆芽 100 克，蟹味菇 100 克，洋葱 100 克

⊙配料

　大葱 10 克，生姜 10 克，大蒜 5 克，盐 1 茶匙，白糖 1 茶匙，味精 1/2 茶匙，糯米酒 1 汤匙，韩式辣酱 1 汤匙，高汤 300 克，泡菜汁 200 克

⊙制作

　1. 蟹味菇洗净。
　2. 洋葱洗净，豆腐备好
　3. 韩国泡菜准备好。
　4. 猪肉洗净。
　5. 黄豆芽择洗干净。
　6. 葱、姜、蒜切成片。
　7. 蟹味菇去根部。
　8. 韩国泡菜切段。

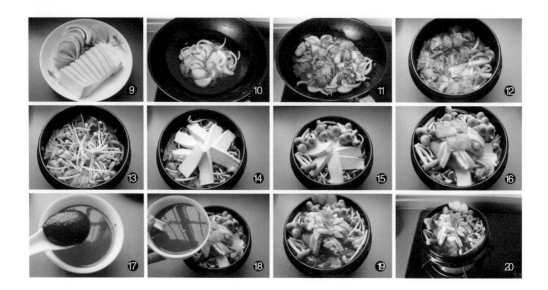

⊙制作

9. 豆腐切大片，洋葱切丝。

10. 起油锅，爆香洋葱丝。

11. 放入韩国泡菜，炒出香味。

12. 把炒过的泡菜盛入石锅内。

13. 放入黄豆芽。

14. 放入豆腐。

15. 加入蟹味菇。

16. 放入切好的肉片。

17. 把高汤、泡菜汁、盐、白糖、味精、糯米酒放入碗中，加韩式辣酱调匀。

18. 调好的味汁倒入石锅内。

19. 放入葱姜蒜片。

20. 石锅移动到炉子上，大火烧开后转小火煮15分钟即可。

—— 蝶·儿·叮·嘱 ——

1. 泡菜和洋葱炒过后再放入石锅，味道更香。

2. 没有高汤可以加点鸡粉和水代替。

3. 做这道泡菜汤一定要放些带肥肉的猪肉和高汤，这样吃起来味道才鲜美。

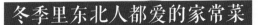

冬季里东北人都爱的家常菜

风味独特
酸香开胃

酸菜和肉类堪称绝配。酸菜吸油，可以缓解肉类的油腻，肉类则可以使酸菜的味道更加鲜美。

【砂锅酸菜白肉】

▌食材解读

在寒冷的季节，来一大砂锅酸菜白肉，除了诱人的香味，炖煮时咕嘟咕嘟的声音都令人着迷，吃时更是暖身、暖心。

酸菜，古称菹，《周礼》中就有记载。据说过去满洲百姓家里有两样东西不可缺少，一是酸菜缸，二是腌酸菜用的大石头。贫苦人家如此，豪门富户也如此。酸菜最大限度地保留了原有蔬菜的营养成分，富含维生素C、氨基酸、有机酸、膳食纤维等营养物质，由于酸菜采用的是既干净又卫生的储存方法，所以保留了大量的可食用营养成分，浸制的过程能产生天然的植物酵素，有保持胃肠道正常生理功能的功效。

▌制作过程

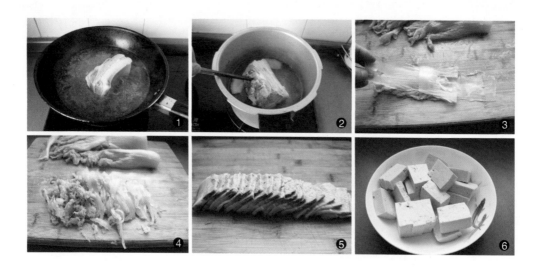

⊙主料

带皮五花肉 300 克，酸菜 700 克，水发粉条 300 克，豆腐 300 克

⊙配料

生姜 10 克，大葱 10 克，大蒜 10 克，黄酒 2 汤匙，盐 2 茶匙，白糖 1/2 茶匙，味精 1/2 茶匙，鸡粉 1 茶匙，胡椒粉 1/2 茶匙

⊙制作

1. 带皮五花肉放入加水的锅内，大火烧开煮 2 分钟，捞出洗净。
2. 另起锅放入五花肉，加 1 汤匙黄酒、切成片的生姜和足量水，大火烧开，转小火煮 20 分钟，用筷子可以插透肉块即可。
3. 酸菜平着片成 3 ～ 5 片。
4. 片好的酸菜切成丝。
5. 煮好的五花肉晾凉后切成大片。
6. 豆腐切骨牌块。

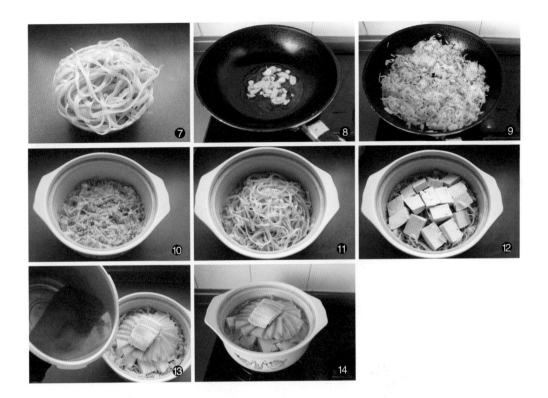

⊙制作

7. 水发粉条沥净水分。

8. 起油锅，放入切成片的大葱、生姜，爆香。

9. 放入酸菜，加盐、白糖、胡椒粉、黄酒翻炒2分钟，关火后放入味精和鸡粉炒匀。

10. 炒好的酸菜放入砂锅底部。

11. 放入粉条。

12. 放入豆腐块。

13. 把切成片的五花肉平铺在上面，再倒入煮肉的肉汤。

14. 把砂锅移到炉子上，大火烧开，加盖转小火炖煮10～15分钟即可。

—— 蝶·儿·叮·嘱 ——

1. 酸菜切得越薄越细越好。

2. 煮好的五花肉一定要晾凉再切，这样更容易切得薄厚均匀。

3. 煮肉的肉汤倒入砂锅，既不浪费又可以增鲜。

4. 优质酸菜颜色自然，叶呈淡黄色至深黄褐色，梗呈半透明的白色至深黄色。

美容又滋补的御寒汤

健脾开胃
美容润肺

这道菜吃起来软糯鲜香，非常适合在寒冷的冬季食用，既可以补充营养，又兼具美容的功效，制作也相当简单。

【无花果花生胡萝卜炖猪蹄】

▌蝶儿心路

冬季进补，猪蹄是很好的食材。我先生不爱吃猪蹄和胡萝卜。在给他喝这道汤之前，我先当了一回营养宣传大使：猪蹄既可美容又可延缓衰老；花生有健脑益智的作用；无花果可以润肺消肿；胡萝卜含有维生素 A，对眼睛有保健作用。我对先生说你吃下的不仅仅是食物，还有很多滋补身体的营养物质。在我的劝说下先生不太情愿地品尝了一口，居然说口感不错，又继续吃了下去。唉！我容易吗？老小孩还需要哄着吃。

184

制作过程

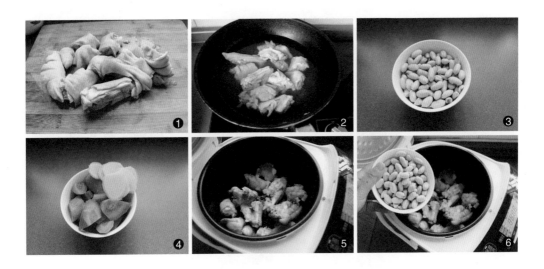

⊙主料

　猪蹄 1 个（约重 600 克），无花果干 30 克，胡萝卜 150 克，花生米 180 克

⊙配料

　生姜 30 克，盐 1 茶匙，胡椒粉 1/2 茶匙，黄酒 2 汤匙

⊙制作

1. 猪蹄洗净，切成大块。
2. 把猪蹄放入水锅内，大火烧开煮至血沫浮起，捞出洗净。
3. 花生米放入微波炉，高火加热 90 秒，晾凉后搓去外皮。
4. 胡萝卜去皮切滚刀块，生姜切片。
5. 把猪蹄放入电饭锅内。
6. 放入花生米。

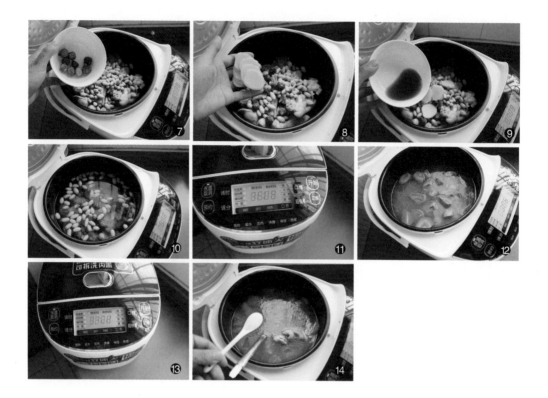

⊙制作

    7. 加入无花果干。

    8. 放入生姜片。

    9. 加黄酒。

    10. 放入适量的水，加盖。

    11. 选择"汤／粥程序"，大约煮 1.5 小时。

    12. 结束后开盖，加入胡萝卜。

    13. 选择"稀饭程序"，再煮 45 分钟。

    14. 放入盐和胡椒粉，调匀即可。

—— 蝶·儿·叮·嘱 ——

1. 猪蹄炖制前一定要焯水，可去腥解腻，熬好的汤汁也会比较清澈。

2. 胡萝卜要切成大块后再放入电饭锅内煮，否则口感不好且易烂。

开胃御寒的冬季美味菜

冬季滋补
开胃御寒

排骨中加入苹果和咖喱，不仅去腥，还增加了果香和辛辣的味道，非常美味。

【苹果咖喱土豆排骨】

▌食材解读

冬季正是吃苹果的季节，秋末刚刚采收的苹果吃起来还有些许的生涩，放置了半个月以上就变得甘甜，这可能就是所谓的回糖期。红薯也是这样，刚采收的红薯一般会窖藏一段时间再吃，甜度和口感刚刚好。

咖喱味道辛辣，冬季吃可以促进身体血液的循环，帮助我们抵御严寒，促进唾液和胃液的分泌，加快胃肠蠕动和增进食欲。排骨也属于高热量、高蛋白的食物，具有滋阴润燥、益精补血的作用，尤其是在寒冷干燥的冬季，多吃几次排骨很有补益功效。

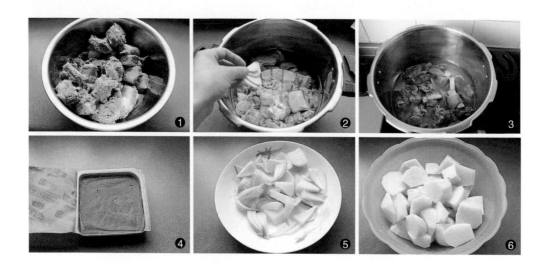

⊙主料

猪排骨 1200 克，咖喱块 120 克，土豆 500 克，苹果 1 个（约 200 克）

⊙配料

洋葱 150 克，黄酒 2 汤匙，生姜 10 克，盐 2 茶匙

⊙制作

1. 猪排骨切段，放入水锅内焯烫至血沫浮起，捞出洗净。
2. 把猪排骨放入高压锅内，加入黄酒、水以及切成片的生姜。
3. 加盖放到炉上，大火烧开上汽后转小火炖煮 30 分钟。
4. 准备好咖喱块。
5. 洋葱切大块。
6. 土豆去皮后切滚刀块。

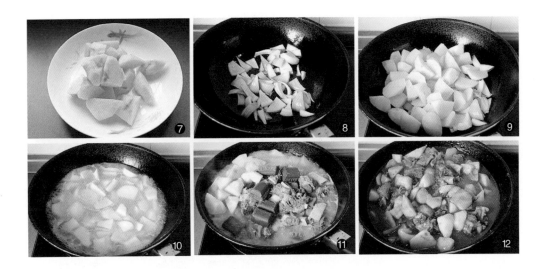

⊙制作

7. 苹果去皮去核切滚刀块，浸泡在水中。

8. 起油锅，放入洋葱炒香。

9. 放入土豆块略炒。

10. 加入煮排骨的肉汤和盐，煮至土豆变软。

11. 放入猪排骨、咖喱块、苹果块。

12. 小火煮至咖喱块完全融化即可。

—— 蝶·儿·叮·嘱 ——

1. 猪排骨用高压锅煮容易熟透。

2. 土豆尽量选用容易煮面的品种。

3. 放入咖喱块后要勤翻动，否则易煳锅。

极富江苏特色的年菜

香芋带有豆的清香，久煮不糊，粉而不散，入口微甘，食后回味悠长，深得人们的喜爱。

【香芋烧五花肉】

▌食材解读

很多人怕吃肥肉，但脂肪是组成人体细胞的七大营养素之一。脂肪可以保护内脏器官，维持体温。在热量消耗较多的冬季，适当地吃些肥腻的肉类对身体还是很有益处的。这道香芋烧五花肉不仅味道香浓，而且能增加身体所需的营养，提高机体抗寒能力。

▌制作过程

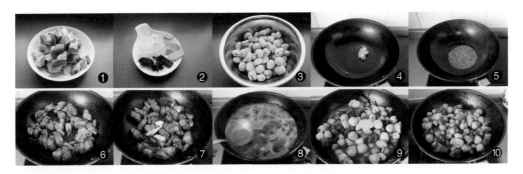

⊙主料

带皮五花肉 500 克，香芋 800 克

⊙配料

冰糖 50 克，生姜 10 克，八角 2 个，桂皮 3 克，盐 2 茶匙，生抽 2 茶匙，黄酒 3 汤匙

⊙制作

1. 五花肉洗净，切块。
2. 生姜去皮，切片。
3. 香芋去皮，洗净。
4. 起油锅，放入 30 克冰糖。
5. 小火炒至冰糖融化成浅咖啡色并冒小泡。
6. 放入五花肉，加生抽翻炒上色。
7. 放入生姜、八角、桂皮略炒，烹入黄酒。
8. 加盐和适量的水，大火烧开 2 分钟，撇去浮沫，加盖，转小火煮 20 分钟。
9. 放入香芋和剩余的 20 克冰糖。
10. 加盖，用小火炖 20 分钟，再开大火烧至汤汁浓稠即可。

—— 蝶·儿·叮·嘱 ——

1. 炒糖色一定要用小火，糖融化后要密切观察，起小泡立即投入五花肉。
2. 香芋相对五花肉来说更容易熟，所以要晚一点下锅。

健康的手作香肠

鲜香有味
下饭必备

冬季是适合做腊味的季节，亲手制作出的符合家人口味的腊味，既可以作为平时的下酒菜，也可以作为过节的压桌小菜，健康又美味。

【四川麻辣香肠】

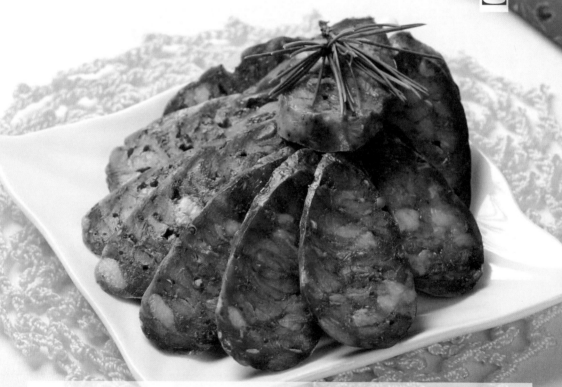

▌食材解读

冬季正是制作腊味的好时节，天冷食材不容易变质。蝶儿喜欢川菜，对四川的麻辣香肠也是情有独钟，"麻""辣""鲜""香"集于一体，吃起来真是莫大的享受。喜欢吃就喜欢做，每年到了腊月便可以开始做麻辣香肠了，自己制作选料丰富，干净卫生，还可以根据个人喜好调整配方。

▌制作过程

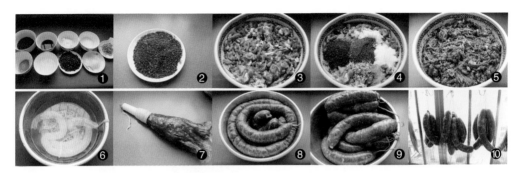

⊙主料

猪后腿肉 2500 克，盐渍肠衣适量

⊙配料

干辣椒面 50 克，大红袍花椒 15 克，麻椒 15 克，白酒 30 克，盐 50 克，白糖 40 克，
生姜 15 克，生抽 20 克，胡椒粉 1 汤匙，味精 10 克

⊙制作

1. 所有配料准备好，生姜切末。
2. 大红袍花椒和麻椒放入炒锅内，小火焙干，晾凉后擀碎。
3. 猪后腿肉切条。
4. 把所有的配料放入肉中。
5. 用手抓匀，腌制 30 分钟。
6. 盐渍肠衣清洗干净。
7. 先把灌肠器套入裱花袋中，再把肠衣套到灌肠器上，肠衣末端打结。
8. 裱花袋内放入腌好的猪肉，挤入肠衣中，分次放入猪肉直到挤满一整根香肠为止。
   肠中有气泡的地方用针扎一下，放出气体。
9. 在灌好的肠上用棉绳每隔 15 厘米扎一道，每隔一节系一根长一点的绳。
10. 把系好绳的香肠挂到室外通风的地方，晾 10 ～ 15 天，七八成干即可收起来放入
    冰箱保存。吃的时候洗净，用大火蒸 20 分钟，晾凉切片即可。

—— 蝶·儿·叮·嘱 ——

1. 盐渍肠衣要清洗干净再用，可以套到水龙头上灌水清洗。
2. 香肠晾至七八成干，吃的时候口感最好。
3. 这道菜非常简单，只需准备灌肠嘴、裱花袋、棉绳这几样工具即可。

成功率极高的爱心手工腊肉

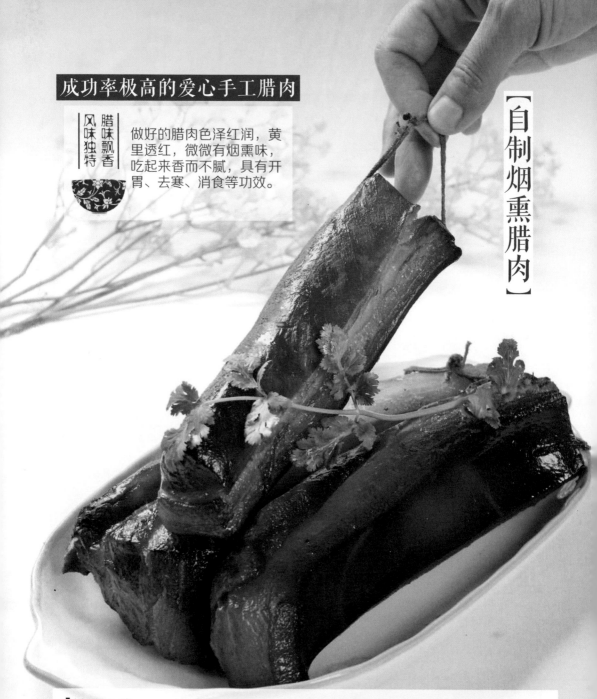

【自制烟熏腊肉】

**腊味飘香
风味独特**

做好的腊肉色泽红润，黄里透红，微微有烟熏味，吃起来香而不腻，具有开胃、去寒、消食等功效。

▌蝶儿心路

　　我原来吃的腊肉基本都是从超市购买。现在食品安全是大问题，买来的腊肉可能使用了对人体有害的添加剂，还是自己做的最健康。制作腊肉时配方比较重要，猪肉的选材也很重要，腌制、晾晒、熏制一步都不能马虎。

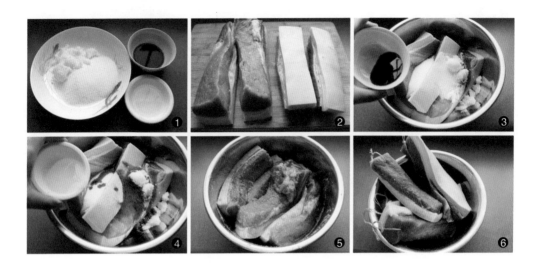

⊙主料

　　猪后臀尖肉 2000 克，盐 100 克，白糖 30 克，生抽 20 克，白酒 20 克

⊙配料

　　白糖 2 茶匙，茶叶 1 茶匙，松柏枝适量

⊙制作

1. 主料都称量好。
2. 猪肉切成 5 厘米见方的宽条。
3. 放入盆中，加入主料中的盐、白糖、生抽。
4. 放入白酒。
5. 用手揉搓均匀，再把猪肉放入保鲜盒或保鲜袋中，置于阴冷处或冰箱冷藏一周，每天翻动一次。
6. 取出腌好的猪肉，用细棉绳穿起来。

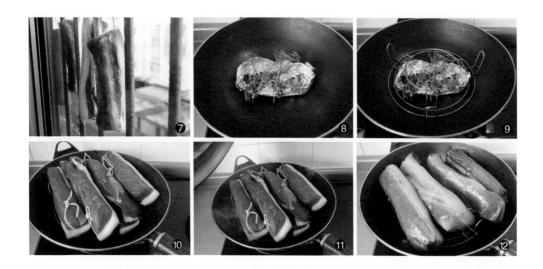

⊙制作

7. 挂到室外背阴处晾至半干。

8. 把配料中的白糖、茶叶、松柏枝放到锡纸盒中，再把锡纸盒放到铁锅内。

9. 放入篦子（我用的是不锈钢锅架）。

10. 把晾至半干的腊肉摆放在篦子上。

11. 开火，锅内冒出烟时盖上锅盖。

12. 中小火熏制 10 ～ 15 分钟至腊肉表面上色，为了上色均匀中间可以翻动一次。

—— 蝶·儿·叮·嘱 ——

1. 把腌制肉冷藏一周再晾干，入味才均匀。

2. 熏制时熏料放入锡纸盒，用过之后比较容易清洁。

3. 熏制腊肉时，锅盖要盖严，否则效果不好。

4. 熏好的腊肉晾凉后放入保鲜袋，入冰箱冷藏保存，过半月再吃味道更好。

5. 腊肉要选用肥肉多瘦肉少的猪肉来做，口感最好。

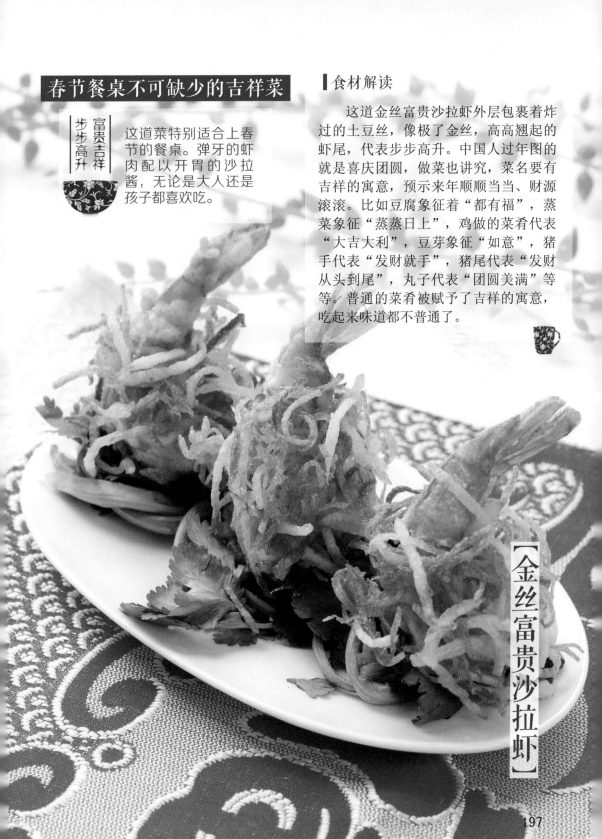

春节餐桌不可缺少的吉祥菜

富贵吉祥 步步高升

这道菜特别适合上春节的餐桌。弹牙的虾肉配以开胃的沙拉酱，无论是大人还是孩子都喜欢吃。

▌食材解读

这道金丝富贵沙拉虾外层包裹着炸过的土豆丝，像极了金丝，高高翘起的虾尾，代表步步高升。中国人过年图的就是喜庆团圆，做菜也讲究，菜名要有吉祥的寓意，预示来年顺顺当当、财源滚滚。比如豆腐象征着"都有福"，蒸菜象征"蒸蒸日上"，鸡做的菜肴代表"大吉大利"，豆芽象征"如意"，猪手代表"发财就手"，猪尾代表"发财从头到尾"，丸子代表"团圆美满"等等。普通的菜肴被赋予了吉祥的寓意，吃起来味道都不普通了。

【金丝富贵沙拉虾】

197

▌制作过程

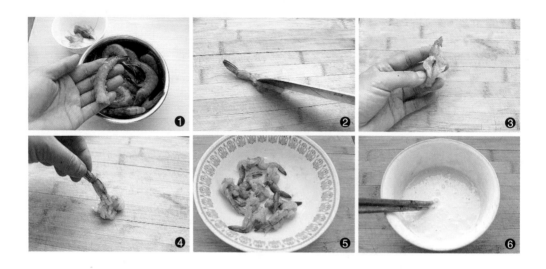

⊙主料

鲜虾 200 克（12 只），土豆 1 个（约 250 克）

⊙配料

盐 1/2 茶匙，黄酒 1 茶匙，胡椒粉 1/8 茶匙，干淀粉 3 汤匙，面粉 25 克，泡打粉 1/2 茶匙，鸡蛋 1 个，水 25 克，沙拉酱 50 克

⊙制作

1. 把鲜虾洗净，去头去虾皮，尾部留一节虾皮不剥，挑出虾线。
2. 用刀在虾内侧划一刀深至虾身厚度 1/2。
3. 中间切开一个口。
4. 把头部端的虾肉从中间孔翻过来，做成虾球。
5. 依次做好所有的虾球，在放虾球的盘中放入 1/4 茶匙盐以及黄酒、胡椒粉，用手抓匀腌制 10 分钟入味。
6. 鸡蛋打入碗中，放入 2 茶匙干淀粉、面粉、泡打粉、1/4 茶匙盐和 25 克水调匀。

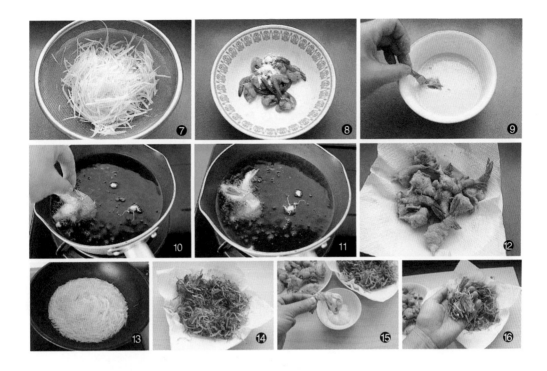

⊙制作

7. 土豆去皮后切细丝，用水冲净表层淀粉，沥干水分。

8. 虾球中放入1汤匙干淀粉拌匀。

9. 提起虾尾，裹一层蛋面糊。

10. 提着虾尾将虾球放入五成热的油锅内。

11. 炸制定型后再整个放入，炸至表面微黄捞出。待锅内油温升至七成热时，放入虾球复炸至表面金黄。

12. 捞出放在厨房纸上。

13. 把土豆丝放入七成热的油锅内炸至表面金黄。

14. 捞出用厨房纸巾吸去多余的油分。

15. 炸好的虾球裹一层沙拉酱。

16. 再包裹一层炸好的土豆丝即可装盘。

—— 蝶·儿·叮·嘱 ——

1. 虾球复炸可以使得表面酥脆，还能把多余的油脂炸出来。

2. 炸好的土豆丝用厨房纸巾吸去多余的油分，吃起来就不会很腻。

3. 我第一次做这道菜时进程都很顺利，直到在炸过虾球的小油锅内放土豆丝时出了状况：热的油遇到凉的土豆丝，油一下子溢出锅外，炉子上、台面下到处都是，清理工作就用了半个多小时，而且炉子需要全都拆出来清理，非常费事。所以提醒大家，炸土豆丝的时候一定要用大锅，而且土豆丝必须分次放入，比较安全。

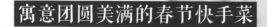

寓意团圆美满的春节快手菜

补益气血 强身健脑

这道菜也可以作为春节餐桌的菜肴，圆圆的鹌鹑蛋象征团圆美满，在节日里吃更加吉祥。

【回锅虎皮鹌鹑蛋】

▌食材解读

　　鹌鹑蛋的营养价值很高，富含卵磷脂和脑磷脂，具有补益气血、强身健体、降脂降压、健脑的作用。吃鹌鹑蛋对浮肿、肥胖型高血压、糖尿病、贫血、神经衰弱、支气管炎、血管硬化等病症均有益，可以缓解失眠、神经衰弱、多梦等症状，还有调补、养颜、美肤之功效。

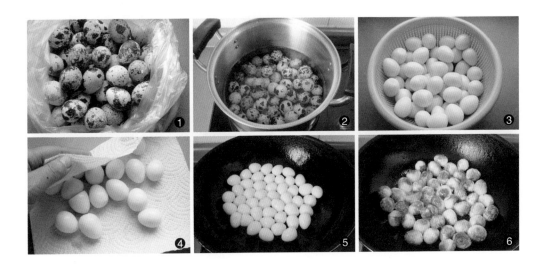

⊙主料

鹌鹑蛋 500 克，郫县豆瓣酱 2 汤匙，蒜苗 150 克

⊙配料

香葱 5 克，糖 1 汤匙，生抽 1 茶匙，味精 1/4 茶匙，豆豉 2 茶匙，花椒碎 1/2 茶匙

⊙制作

1. 准备好鹌鹑蛋。
2. 把鹌鹑蛋洗净后放入锅中，加入足量的水用大火煮开，转小火煮 5 分钟。
3. 捞出鹌鹑蛋放入冷水中降温，剥去蛋壳。
4. 把鹌鹑蛋放在厨房纸上，吸去表面的水分。
5. 锅内加油，放入鹌鹑蛋。
6. 小火炸至表面起泡变黄。

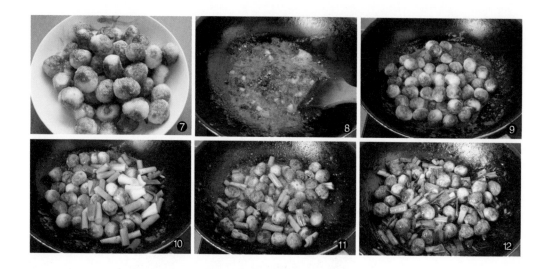

⊙制作

7. 盛入盘中。香葱切粒，蒜苗杆和叶分别切段。

8. 锅内留底油，放入香葱粒爆香，再放入豆豉和郫县豆瓣酱、花椒碎，炒出红油。

9. 放入炸好的鹌鹑蛋。

10. 放入蒜苗杆切成的段。

11. 加糖、生抽和少许水，翻炒1分钟。

12. 放入蒜苗叶子部分，加味精炒匀即可出锅。

—— 蝶·儿·叮·嘱 ——

1. 鹌鹑蛋一定要充分煮熟。

2. 剥了壳的鹌鹑蛋吸干表面水分再放锅里炸，油就不会迸溅。

3. 豆豉和郫县豆瓣酱已经很咸了，这道菜不必再放盐。

4. 做这道菜的时候可以先把鹌鹑蛋炸好，聚餐人多的时候做起来就快了。

香糯而不腻口的江南名菜

滋阴润燥
补肾养血

东坡肉皮薄肉嫩，色泽红亮，味醇汁浓，酥烂而形不碎，香糯而不腻口。

【东坡肉】

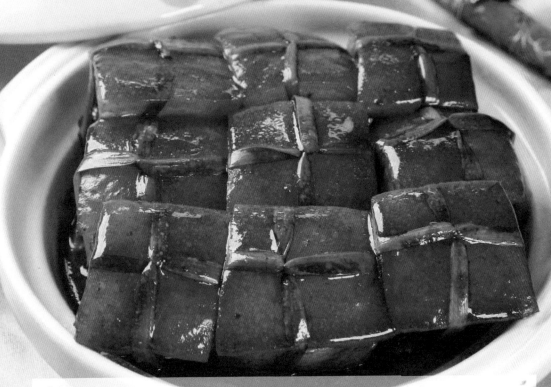

食材解读

据说东坡肉是苏东坡发明的，苏东坡的《炖肉歌》道："黄州好猪肉，价贱如粪土。富者不肯吃，贫者不解煮。慢着火、少着水，柴火罨焰烟不起，待它自熟莫催它，火候足时它自美。"冬季天气寒冷，人体热量消耗较高，多吃一些热量高的肉类可以提高机体抗寒能力。

▌制作过程

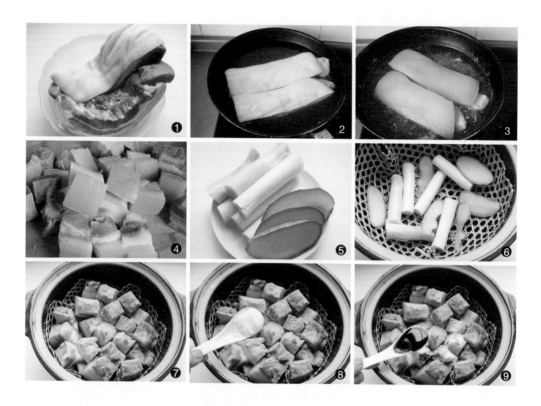

⊙主料

带皮五花肉 1000 克，花雕酒 500 克，小白菜 300 克

⊙配料

大葱 80 克，生姜 50 克，老抽 1 汤匙，盐 2 茶匙，冰糖 80 克，香油 1 茶匙，干淀粉 2 茶匙，韭菜叶或香葱适量

⊙制作

1. 将猪肉皮上残毛刮净，洗净备好。
2. 猪肉放入冷水锅中。
3. 大火烧开，煮至血沫浮起，再煮 5 分钟捞出。
4. 猪肉切成 4 厘米左右的小方块。
5. 大葱切长段，生姜切大片。
6. 砂锅内先铺一个竹垫，放入葱段和姜片。
7. 把切好的肉块皮朝下放入砂锅内。
8. 加入盐。
9. 加入老抽。

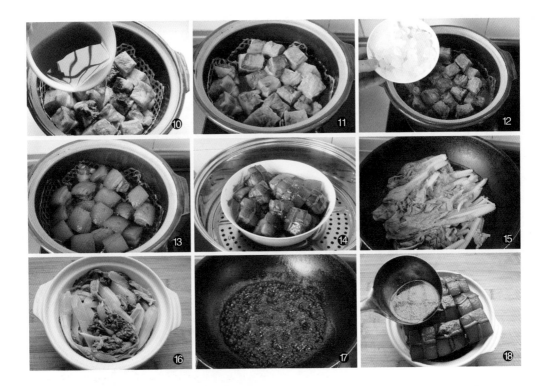

⊙制作

10. 倒入花雕酒，再放入 200 克清水。

11. 把砂锅放到炉子上用大火烧开，撇去浮沫后加盖，转小火炖 1 小时。

12. 放入冰糖，再炖 30 分钟。

13. 把猪肉块翻过来，皮朝上再炖 20 分钟。

14. 把炖好的肉用烫软的韭菜叶或香葱十字捆绑，皮朝上放入大碗中，入蒸锅用大火蒸 10 ～ 15 分钟。

15. 把洗净的小白菜放入开水锅内焯烫至变色，捞出。

16. 挤干小白菜的水分，加少许的盐和香油拌匀，放入小砂锅内。

17. 把肉汤倒入炒锅内，加适量水淀粉勾成芡汁。

18. 蒸好的猪肉块皮朝上整齐地码放在小砂锅中，浇上芡汁即可。

—— 蝶·儿·叮·嘱 ——

1. 东坡肉要选用带皮、肥瘦相间的猪肉做，先焯水定型，再切方块烹制。要使用绍兴黄酒作为主要炖煮材料，小火长时间慢炖，味道才地道。

2. 可以用小油菜代替小白菜。

3. 砂锅底部垫一个竹垫是为了防止猪肉粘锅煳底。

4. 把猪肉块移入小砂锅时要小心，不要弄碎了。

象征年年有余的开胃大黄鱼

红红火火
吉庆有余

这道菜吃起来酸甜可口，鱼肉外酥里嫩，刚上桌时咬一口，还能听到"喀嚓"声。黄鱼肉多刺少，老人与孩子都可以放心食用。

【茄汁大黄鱼】

▌蝶儿心路

过年到处洋溢着欢乐的气氛。春节餐桌上的菜品也要讲究吉祥的寓意，鱼是不可缺少的大菜。蝶儿觉得这道茄汁大黄鱼颜色通红，尾巴高高翘起，最能表达春节的喜庆，象征着日子红红火火、吉庆有余。

制作过程

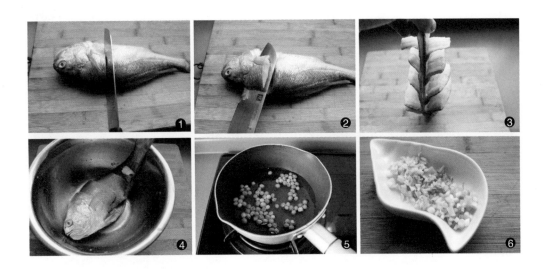

⊙主料

　大黄鱼1条（约450克），番茄酱2汤匙，青豌豆25克

⊙配料

　盐1茶匙，料酒2茶匙，白糖3汤匙，白醋3汤匙，味精1/4茶匙，胡椒粉
　1/4茶匙，大葱、生姜、大蒜各5克，干淀粉80克

⊙制作

　1. 黄鱼去鳞、鳃和内脏后洗净，在距侧面鱼鳍3厘米处直刀切至鱼骨。
　2. 把刀放平横切鱼身2.5厘米左右。
　3. 每隔3～4厘米切一个花刀，鱼身另一侧也这样切好。
　4. 用1茶匙料酒、胡椒粉、1/2茶匙盐抹遍鱼身内外，腌制10分钟。
　5. 锅内加水、青豌豆，煮熟捞出。
　6. 大葱、生姜、大蒜分别切末。

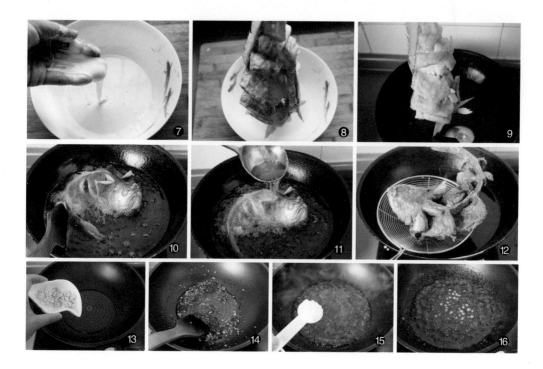

⊙制作

7. 干淀粉中加入适量水，拌匀成为淀粉糊。

8. 提起鱼尾巴，往鱼身上均匀地淋一层淀粉糊。

9. 锅内放油，烧至七成热时，一手提起鱼尾巴，另一手拿勺子舀起锅内的油淋到鱼身上，直到鱼肉微微变白。

10. 把鱼放入锅内，用铲子推着鱼尾巴，使鱼身呈半圆形。

11. 鱼尾巴定型后，用勺舀起热油淋在鱼身上，直到鱼身表面微黄。

12. 用铲子辅助使鱼身平躺、鱼尾巴向上继续炸，并不断把热油淋到鱼身上，直到表面的鱼肉变得金黄酥脆捞出，鱼尾巴向上放入盘中。

13. 另起油锅爆香葱、姜、蒜末。

14. 放入番茄酱和1茶匙料酒，炒出红油。

15. 锅内放入适量的水，加入白糖、白醋、味精、1/2茶匙盐，烧开。

16. 取适量淀粉糊用水稀释，分次放入锅内拌成较厚的芡汁，再放入青豌豆，淋入1汤匙炸鱼的油，炒匀，把炒好的芡汁淋到炸好的黄鱼身上即可。

───── 蝶·儿·叮·嘱 ─────

1. 鱼身的花刀要切得均匀，炸出的花形才美观。

2. 鱼身挂糊之前就要先坐油锅，油温差不多五成热时再挂糊，这样步调一致。

3. 炸鱼的油温要高，才能将鱼快速定型。

4. 这道菜做好立即上桌，口感最好。

5. 炸过鱼的油凉了可过滤存放，可以继续炸食物，也可以用来炒菜，一点都不浪费。